燕京刘氏伤寒流派传承系列

伤寒牙悟

收录刘渡舟教授『古今接轨论（续）』

忝为《刘渡舟伤寒论讲稿》之附翼

高飞 著

中国健康传媒集团

中国医药科技出版社

U0129495

内 容 提 要

　　本书是作者在指导学生学习《刘渡舟伤寒论讲稿》时，结合自己多年的学习体会和临床心得进行的补充讲解，对其中有特别体会的部分条文和方证（桂枝汤、桂枝去桂加茯苓白术汤、葛根汤、麻黄剂、小柴胡汤、大柴胡汤、柴胡桂枝干姜汤等）加以阐释或重点讲解。本书观点新颖，医理讲解透彻，且文字通俗易懂，对学习《伤寒论》《刘渡舟伤寒论讲稿》，以及临床工作均具有重要的指导意义，可供中医临床工作人员、中医院校师生及中医爱好者学习使用。

图书在版编目（CIP）数据

伤寒习悟 / 高飞著 . — 北京：中国医药科技出版社，2023.9
（燕京刘氏伤寒流派传承系列）
ISBN 978-7-5214-3447-7

Ⅰ . ①伤…　Ⅱ . ①高…　Ⅲ . ①《伤寒论》—研究　Ⅳ . ① R222.29

中国版本图书馆 CIP 数据核字（2022）第 180972 号

美术编辑　陈君杞
版式设计　也　在

出版　**中国健康传媒集团** | 中国医药科技出版社
地址　北京市海淀区文慧园北路甲 22 号
邮编　100082
电话　发行：010-62227427　邮购：010-62236938
网址　www.cmstp.com
规格　710 × 1000 mm $^1/_{16}$
印张　14 $^3/_4$
字数　264 千字
版次　2023 年 9 月第 1 版
印次　2023 年 9 月第 1 次印刷
印刷　三河市万龙印装有限公司
经销　全国各地新华书店
书号　ISBN 978-7-5214-3447-7
定价　**48.00 元**

获取新书信息、投稿、为图书纠错，请扫码联系我们。

前　言

　　愚 1969 年入伍，任连队卫生员，学过简单的针灸知识并即学即用，初领中医之效。1971 年，愚作为工农兵大学生就读于原山东医学院中医系（山东中医学院并入），先后聆听徐国仟、李克绍老师讲授《伤寒论》及有关方药。毕业后，愚又反复研读是书，然未能得其要。在山东中医药大学附属医院山东省中医院进修时，愚见周凤梧、王文正、张殿民等老师用经方，又添学习欲望。一直到 1981 年，愚考取北京中医学院（现北京中医药大学）伤寒学专业刘渡舟教授的研究生，经恩师悉心教导和临床带教 6 年，才升堂入室。尤其是老师以《注解伤寒论》为本的讲课录音，条分缕析，深入浅出，结合了老师几十年的临证经验和理论求真，愚反复聆听，得以解惑、悟道。此录音经师兄王庆国教授等整理出版，即大家所看到的《刘渡舟伤寒论讲稿》。

　　博士毕业后，愚专注临床 30 余年，习用经方解决诸多热病、急重症、杂症，逐渐积累经验，至今略有所得，亦愿与同道分享。

一

　　在指导科室年轻医生、跟学研究生、本科生、进修生、实习生学习《伤寒论》和经方应用时，愚每以《刘渡舟伤寒论讲稿》为蓝本，采取自学和辅导结合的方式。自学是让同学按进度要求阅读《刘渡舟伤寒论讲稿》，准备问题；辅导是愚结合自己学习体会和临床心得进行补充讲解。辅导课的内容，多来自愚个人读书笔记、经方验案和经验总结，对有特别体会的条文和方证（桂枝汤、桂枝去桂加茯苓白术汤、葛根汤、麻黄剂、小柴胡汤、大柴胡汤、柴胡桂枝干姜汤等）重点讲解。汇集起来，便构成本书下篇《条文方证篇》。

　　《伤寒论》注家甚多，愚亦参考百多家，终以为老师的讲解比较通透，结合临床，引人入胜。很多条文之义理、应用，前人已多方面阐述，无以复加。以愚之散淡鲁钝，就《伤寒论》398 条逐条著述且讲出独到之处实非力所能及，虽有同学建议，迟迟难以成帙。及至读到大学时代的老师张志远教授所著的《张志远临证七十年精华录》《国医大师张志远医论医话》《国医大师张志远习方心悟》《国医大师张志远用药手记》等笔记体著作，愚方茅塞顿开。愚亦决定采用札记形式，仅就个人有特别体会的条文加以补充说明，有一说一，不求完美全帙，若无心得处，宁可舍去不议。撰文根据愚对条文方证之经验体会，或有或无，或多或少，随心所欲，无固定体例。对少数条文的理解，愚亦有与老师见解不同处，老师一贯鼓励学生发表意见，故此不揣谫陋，一并提出，供读者参考。

一般学习《伤寒论》"辨太阳病脉证并治上"至"阴阳易瘥后劳复病脉证并治"时，习以明代赵开美影宋本398条标记段落，而《刘渡舟伤寒论讲稿》则依成无己《注解伤寒论》标记，二者段落划分有所不同。为便于对照、检索，本书于所引条文之后将成本序号以方括号标记，宋本序号以圆括号标示，如"阳明之为病，胃家实是也。［191］（180）"。若引用《金匮要略》条文，如第十七篇第36条，则以"十七·36"表示，余仿此。

二

授人以鱼不如授人以渔，《伤寒论》序中，仲景其实已示人主要治学方法，只是后学不省而已，愚对此加以剖析、举例，就《伤寒论》理论方法的传承问题提出浅见，构成本书的上篇《认知方法篇》。

本书可作为学习《刘渡舟伤寒论讲稿》的旁参材料，攀附于前贤和恩师讲稿之后，故亦可以《伤寒附骥》为名。

三

毕业后，曾受老师委托，将其所著有关经方与时方合用的认识和经验编入《伤寒论研究大成》丛书。因愚负责组织编写"经方应用卷"，老师即将手稿交付，愚遵师要求做了一些整理工作。

老师文稿分三节，前两节（"古今接轨"的意义、"古今接轨"的方法举例）经老师修改后，以"古今接轨论"为题发表于北京中医药大学学报1995年第3期，并收入王庆国主编的《刘渡舟医论医话100则》；第三节系老师运用桂枝汤、麻黄汤、柴胡汤、黄连阿胶汤四类古方与今方接轨的经验。全文已收入《仲景研究大成·治法方药卷》中篇《方药应用研究》中。该丛书由梁华龙等主编，其中《方药应用研究》篇由愚主编，已由人民军医出版社于2016年出版。因该书印量较少，故特将老师文稿第三节以"经方接轨论

（续）"为名刊出，置于本书开篇，以飨读者。

　　书末附有纪念老师百年诞辰的文章，谈及老师因人施教的过程，连同本书，作为学生之汇报，以告慰恩师。

　　承蒙张伟学弟提出宝贵意见，武冰博士协助校对，张柏岳硕士协助整理，一并致谢！

習齋学人

于京西四季青

庚子夏至，适逢午月朔，日有食之

目录

古今接轨论（续）

上篇　认知方法篇

下篇 条文方证篇

伤寒
了悟

古今接轨论（续）

—— 桂枝、麻黄、柴胡、黄连四类古方与今方『接轨』的经验

刘渡舟

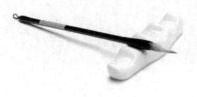

古今接轨经论

一、综述：　刘渡舟

张仲景方，我们叫经方，经方以后之方，我们叫时方。经方药少而精，疗效惊人，而有兔起神功之力，起死回生之妙。而且方义隽永，药味精当，耐人寻味，不可思议。实乃古圣先贤为济世活人而流传于世。

经方的实践性、创造性、科学性有无穷无尽的潜力，伤寒学问贵在其方。所以，日本古方派的吉益东洞先生曾说：“张氏之为方也，虽愧稍后扁鹊，而其药剂之富，法术之存，盖莫古焉。而医之学也，方斯尔！吾术何求？”

中国之文化，上下五千年，历史悠久，英雄辈出。继经方之后，又产生了数以万计的时方问世。古今之方，相辅相成，具有血缘的内在关系。《伤寒论》为方书之主，比做母亲是方之源，时方比做子孙乃是方之流也。有源才能有流，有流才能取之不尽。应当看到，时方之中，不乏精金美玉上乘之品。如《千金要方》、《外台秘要》、《本事方》、《太平和剂

一、桂枝汤类

1. 桂枝汤与玉屏风散接轨

桂枝汤（《伤寒论》）：桂枝，芍药，炙甘草，生姜，大枣。本方能解肌祛风，调和营卫，"发汗而不伤正，止汗而不留邪"，有滋阴和阳，双向调节的治疗作用。

玉屏风散（《丹溪心法》）：黄芪，白术，防风，生姜。本方能固表止汗，加强卫气的抗邪功能，治疗频频外感，不能防御，以及"久风"为病，经年累月缠绵不休。

桂枝汤治疗太阳病中风之汗出，与脏无他病的时发热、自汗出。玉屏风散则治表虚不固，卫气弛于外，"久风"不解的溶溶汗出之证。两方皆能治疗汗出，然桂枝汤在于调和营卫而治汗出；玉屏风散因有黄芪、白术，则能固表而治汗出。所以两方接轨则力强效彰。

周媪，66 岁。经常患伤风感冒而无法避免，又因自汗缠绵不愈，气怯而体倦不支。余辨为卫气不足，边防松弛，无力抵抗，则易伤风感冒而又常自汗出。

治用桂枝汤调和营卫气血，使其卫外而为固；接轨用玉屏风散增强抵抗之力而治其虚风缠绵。此方连续服之 15 剂，则汗止，遇风受凉亦安然无恙。

凡脉来迟缓，舌苔白润，每用必效。

2. 桂枝汤与桃红四物汤接轨

桃红四物汤（《医宗金鉴》）：桃仁，红花，当归，赤芍，生地，川芎。本方治疗由瘀血导致的各种疼痛，如妇女痛经，月经衍期，夹有紫黑血块，以及腰腿、小腹疼痛。

从医理讲，活血必须理气，气行则血行。余用桂枝汤接轨，在于温通行气，血有气帅，阴有阳导，以增强活血化瘀之力，补桃红四物汤之不逮。

张女，32 岁。经期延后，夹有紫黑血块，小腹痛重胀轻，伴有腰酸腿痛。切其脉沉滑，舌下脉色青紫。

辨为气滞血瘀之证，乃用桃红四物汤活血化瘀，接轨用桂枝汤通阳行气，促进桃、红化瘀之力。患女服药至 7 剂以后，月经来潮而量多，黑紫血块明显减少，腰腹之痛未作，一身轻爽。后来喜生一子。

余用之治疗妇科病，每获良效，而无血药"腻膈"与胃痞食滞等弊端。

3. 桂枝汤减甘草与"消水丹"接轨

余治肝硬化腹水，本着"治病留人"的原则，先辨其虚实寒热之情，然后施治，才能有的放矢，事半而功倍。对于虚寒证，常用桂枝去芍药加麻黄细辛附子汤、理中汤、实脾饮、真武汤、补中益气汤、柴胡桂枝干姜汤等，按上中下部位和两胁情况，厘其层次，选用方药，才能奏效。对于肝硬化腹水的实证，见小便不利，大便秘结不通，腹胀按之疼痛，视其神色不变，切其脉沉任按者，乃水湿夹热，三焦不利，肝失疏泄，陈莝不去，六腑凝滞，尚堪攻下的实证。可以考虑用桂枝汤减甘草与"消水丹"接轨之法。

"消水丹"（现代医家经验方）：甘遂 10 克，沉香 10 克，琥珀 10 克，枳实 15 克，麝香 0.15 克。上药共研细末，装入 0.4 克胶囊内。每次取 4 枚，晨起空腹用桂枝减甘草汤送服。

"消水丹"力能攻坚，利气逐水，辛香温开，所向披靡。虽能祛水消胀，通利大小二便，但也有推墙倒壁、劫伐正气之弊。余用桂枝汤减甘草与之接轨，义在用桂枝护其阳，芍药护其阴，生姜健胃以防呕吐，肥大枣用至 20 枚，以监甘遂之峻，并扶气液之伤，而有"十枣汤"之微义。

赵男，46 岁。患肝硬化腹水，腹胀如瓮，大便秘结而小便不利，下肢肿起，不敢饮食，食则腹胀更甚。中西医屡治无效，痛苦万分，自谓无救。余切其脉沉弦有力，舌苔白腻而厚，观其神气充足，病虽重而正气未衰。辨为实证，处于邪气有余、正气未衰之阶段。治当祛邪以匡正。若对此证迟迟不攻，挽留水毒而坐视不救，则正气日耗，反使水邪猖獗无制。

乃用桂枝汤减甘草与"消水丹"接轨。服药后，患者感觉胃肠翻腾，腹痛而心中懊憹不宁，未几则大便开始泻下，为水样稀便，泻至 2 次，小便亦随而增多，腹胀立减，如释重负，即能平卧。

时隔两日，切脉验舌，犹未排尽，照方又进 1 剂，则大便快泻，腹胀更减。此时自觉疲乏而有委顿之感，切其脉沉弦而软。转保元补脾而用补中益气汤。服至 20 余剂，体力有增，腹胀未发，因而化险为夷，死里逃生。

二、麻黄汤类

1. 麻黄汤与苍耳子散接轨

麻黄汤（《伤寒论》）：麻黄，桂枝，杏仁，炙甘草。本方治疗太阳伤寒，表实无汗，气喘，身痛，恶寒，脉阴阳俱紧。

苍耳子散（《济生方》）：辛夷，苍耳子，白芷，薄荷。本方治疗"鼻渊"，流黄色浊涕，鼻塞不通，打嚏不休。

鼻塞流涕与肺、胃二经受邪有关。"肺开窍于鼻"，阳明胃经"起于鼻之交颃中"，风寒之邪侵犯其经，则使经气不利，引发鼻塞、流涕、打嚏等症。余用小剂麻黄汤宣散肺经风寒，开窍利气，兼有"脱敏"之功；接轨用苍耳子散，疏解足阳明胃经之寒热邪气，而有"透脑止嚏"的功用。

汪学生，男，18岁。感冒风寒之后，续发鼻炎，不闻香臭，涓涓流涕，上午色清，下午变黄，屡治无效。脉来浮，苔薄白。

余用麻黄3克，桂枝3克，杏仁6克，炙甘草3克，炒苍耳子10克，辛夷6克，白芷6克，薄荷3克。服药2剂，身见微汗，鼻息顿然通畅，能闻饮食气味，而流涕、打嚏止。

此证如果寒证突出，可加葱白；热证突出，可加生石膏。

2. 麻黄细辛附子汤与苍耳子散接轨

麻黄细辛附子汤（《伤寒论》）：麻黄，附子，细辛。本方治疗"少阴病，始得之，反发热，脉沉者"。

老年之体，阳气衰微，阴气用事，多涕多泪，自属常情。如患鼻炎，打嚏、鼻流清涕，形同清水，涓涓而下，毫不黏着，在大庭广众之间，突如其来，防不胜防，使人尴尬难堪。此虽小证，而使名医棘手，往往多以年老为借口，听之任之，不予治疗。

余治此病，用麻黄细辛附子汤与苍耳子散接轨，则温经散寒、扶阳通窍兼而有之。先用附子振奋其一身之阳气而培其根本；继之以苍耳、辛夷、麻黄、细辛等药发挥散风祛寒的作用。

迟某，男，76岁。患慢性过敏性鼻炎，打嚏流涕，出房遇风，或嗅异味，则频频发作，终年累月而手帕不能离手。切其脉弦缓，视其舌苔白滑。

为疏：附子12克，细辛3克，麻黄3克，苍耳子10克，白芷3克，辛夷3克，葱白一茎。

患者服药后，自觉鼻息变热，清涕变稠，当风遇冷，鼻孔不发酸痒而嚏止不作。最后又用桂枝汤与玉屏风散接轨巩固疗效。

3. 麻黄细辛附子汤与生脉散接轨

余在临床治疗心律过缓，脉来迟缓、心悸、气短、胸满、背寒，用麻黄细辛附子汤，以鼓舞振奋心阳之气。接轨用生脉散，以滋心肺之气阴，又能起到拮抗麻黄、细辛之耗散及相互协同的作用，临床疗效极佳。

生脉散（《内外伤辨惑论》）：人参，麦冬，五味子。本方三味药，一补、一清、一敛。功能益气敛汗，养阴生津，治热伤元气，气阴两伤，汗多体倦，气短口渴，久咳伤肺，心悸短气等。

"心主血脉"为大众所公认，"心为阳中之太阳"则识者相对为少。心脏病出现心率下降、脉来迟缓、心胸发满、后背恶寒等证，反映了心阳不足，阴寒内盛，弥漫天空。李时珍对此有一名言，叫"迟来一息至惟三，阳不胜阴气血寒"，说明了"脉迟"乃是气血虚寒，心阳不足的病理变化。

本方用力大气雄的附子，直补离火心阳之虚，振奋心脏功能；麻黄、细辛温经散寒，一扫长空之阴霾而使一轮红日高照。用方遣药，必须一分为二，今用大热之药，而入心脉禁区，必须有所监制，方保无虞，所以用"生脉散"以滋补气阴而不偏颇。

盛某，65岁。有冠心病史。入冬以来，天气严寒，患者出现心率过缓（不满40次／分）、心悸不安、胸中憋闷、后背恶寒。切其脉沉迟无力，视其舌淡嫩苔白。脉来沉迟，而主阴气用事，血脉不温，阳虚阴盛，火冷金寒，故有胸满背寒之证。

为疏：附子12克，麻黄3克，细辛3克，红人参12克，麦冬30克，五味子10克。

患者服完3剂，脉一息四至。又服3剂，则心悸、气短、胸满、背寒等症消除，脉来一息五至而愈。

4. 麻黄汤与六味地黄汤接轨

六味地黄汤（《小儿药证直诀》）：熟地，萸肉，山药，丹皮，茯苓，泽泻。此方滋补肝肾，治腰膝酸软、头目眩晕、耳鸣耳聋、盗汗遗精、骨蒸潮热、舌红脉细等证。

六味地黄汤的主药为熟地，用其与麻黄汤接轨，乃是在王洪绪"阳和汤"的启迪之下产生的。

六味地黄汤下滋肾水，麻黄汤则能宣布肺与膀胱之气。两方有阴阳之分，妙在用阳化阴，用阴潜阳，以使肾、膀胱表里之气两相沟通，发挥主宰津液与促进气化出纳的作用。

本方乃奇兵也，兵贵神速。其有温阳于水下，摄水于肺上的治疗特点。用熟地达水都，用麻黄腾津液，一开一阖，治法自在其中矣。

尹某，男，12岁。长期尿床，被褥皆湿，臊臭气味，一室难闻，父母忧之，百般调治，不见好转。切其脉弦，视其舌苔薄白。问其尿色，则称色白。

余辨为膀胱气冷，水泉不温，气化失控。

为疏：熟地30克，萸肉15克，山药15克，桂枝5克，麻黄2克，炙甘草3克，茯苓3克，泽泻3克，杏仁3克。

上方连服3剂，尿床次数明显减少。又服3剂，则尿床痊愈。

经临床观察，此方对少年有效，成人则差。

三、小柴胡汤类

1. 小柴胡汤与越鞠丸接轨

小柴胡汤（《伤寒论》）：柴胡，黄芩，半夏，生姜，党参，炙草，大枣。功能和解少阳，治少阳证，往来寒热、胸胁苦满、默默不欲饮食、心烦喜呕、口苦、咽干、目眩，妇人热入血室，及疟疾等。

越鞠丸（《丹溪心法》）：苍术，香附，川芎，神曲，炒栀子。治疗气、血、痰、火、湿、食所致之郁结，消化不良，胸脘痛闷等。

据余观察：小柴胡汤疏利少阳之郁，善治胸胁苦满，而侧重于人体之侧面；越鞠汤疏气开郁，善治胸脘痛闷，而侧重于人体之中线。两方接轨，则互相补充，纵横捭阖，疏肝胆之气机，解郁开结，畅行三焦之滞结，则无往而不利。在临床每用必效。

贾妇，34岁。女子善怀，每多肝郁，胸胁苦满，脘腹胀痛，吞酸嗳气，饮食少思，口苦泛恶。切其脉沉弦，观其舌苔白滑。

余从脉证分析，辨为肝胆气郁，以致六腑传化物而不利，新陈代谢呆板凝结。用小柴胡汤与越鞠丸接轨：柴胡16克，黄芩10克，半夏14克，生姜10克，党参10克，炙甘草20克，大枣12枚，川芎10克，香附10克，栀子10克，神曲10克，苍术10克。

患者连服12剂，心胸、两胁、脘腹非常舒畅，嗳气大减，饮食有增，消化良好。治疗不满1个月，面色光润，判若两人。

2. 小柴胡汤与启膈散接轨

启膈散（《医学心悟》）：沙参，丹参，茯苓，川贝，郁金，砂仁壳，荷叶，杵头糠。本方治疗自咽喉以下，食物梗塞，下行不顺，噎膈，或发嗳气，或作疼痛，或食入反出等，有良好的疗效。

张某，女，48岁。患病3个月有余，口苦，心烦，胸胁满闷，食则梗塞于咽喉胸次，噎膈难下，憋闷难堪。切其脉弦，视其舌边尖红绛而苔白。

余辨为肝胆气郁，夹有痰火拂逆，贲门不得畅通之证。此证单用柴胡汤则其力不胜，乃与启膈散接轨以开胸咽食道之滞。柴胡16克，黄芩10克，半夏15克，生姜10克，党参6克，炙甘草6克，大枣7枚，丹参12克，沙参12克，郁金10克，砂仁壳8克，荷蒂8克，川贝10克，茯苓15克，杵头糠10克。另加竹茹20克，佛手10克。

服至7剂而食物通畅，噎塞痊愈。

3. 小柴胡汤与平胃散接轨

平胃散（《太平惠民和剂局方》）：苍术，厚朴，陈皮，甘草，生姜，大枣。此方功能燥湿运脾，行气导滞，平胃中之陈腐，消脘腹之胀满。对嘈杂反酸、恶心呕吐、心下痞满者，凡舌苔白厚而腻，其疗效如神。

小柴胡汤与平胃散接轨，古人亦有先例，叫做柴平煎。小柴胡汤擅治肝胆之木郁，平胃散则以燥湿消满为长。

沈某，男，48岁。其人体肥，喜啖肥脂，消化不良，食后胃胀，时呕酸苦，胸胁苦满。切其脉弦，舌苔白腻而厚。

通过脉证分析，余辨为肝郁脾湿，中焦气机受阻。用苍术10克，厚朴15克，陈皮12克，半夏15克，生姜10克，黄芩10克，党参6克，炙甘草4克，柴胡12克，大枣5枚。

服上方后，病即减轻，7剂后则病愈大半。嘱其人"少荤多素，遇事不怒"，继续服药，将息而瘳。

4. 小柴胡汤与藿香正气散接轨

藿香正气散（《太平惠民和剂局方》）：藿香，大腹皮，白芷，茯苓，紫苏，陈皮，苍术，白术，厚朴，桔梗，半夏，生姜，大枣。本方治疗外感风寒暑湿杂邪、山岚瘴气，内伤饮食证，憎寒壮热、头痛呕逆、胸满腹胀、痰嗽气喘、霍乱吐泻、疟疾下痢、不服水土等。

余用小柴胡汤与藿香正气散接轨有一段原由，说来颇能耐人寻味。

北京煤矿于某，患肝炎而转氨酶持续在300单位以上，居高不下。症见肝区痞胀，口苦时呕，周身疲倦，饮食少思，小便色黄，大便尚调。

患者知余有治肝之长，特来诊治。乃用手指其舌曰：老大夫能将我的舌苔治褪，则转氨酶必随之下降。如果白厚之苔不能褪，则转氨酶必不能下降。两者对应，历试不爽，勿谓言之不预。

视其舌苔，果然白腻为突出，切其脉则弦而小细。

余对曰：据吾所料，10剂药后必然褪落，而何难之有耶？

然接手诊治之后，舌苔厚腻顽固地未见褪落，而患者每诊时，必向余伸舌验苔为凭，使余非常难堪。心中自忖，其苔果真治不褪也？

经过再三思索之下，认为患者口苦、时呕、胁痞、脉弦为肝胆之疾无疑，惟白腻之苔屡治不褪，反映了湿热蕴郁，如油入面，而胶结难开。

考古人治湿之法，而有芳香醒脾化湿之方，其中莫过于"藿香正气散"。所以《温病条辨》治疗湿温，乃有五首加减藿香正气散之法。于是余用小柴胡汤以清肝胆之热，接轨用藿香正气散化浊湿，醒脾胃之运化，以治黏腻难褪之湿邪。

"柴藿接轨"之方，连服 10 剂之后，白腻舌苔一扫而光，胁气不痞，胃开能食，一身轻爽，转氨酶随之而下降。

余吸收此案经验，凡临床见到各种舌苔白腻难褪，各种湿邪难解者，则先予藿香正气散以夺其势，而多有神验。

5. 小柴胡汤与温胆汤接轨

温胆汤（《备急千金要方》）：半夏，竹茹，枳实，陈皮，生姜，炙甘草，茯苓。本方清胆和胃，除痰止呕，治痰热扰动之心烦不寐、胸满、口苦、惊悸等症。

廖女，24 岁。因谈恋爱过程中，感情受挫，既怒又怨，抑郁不能排遣，因而发病。其症甚怪，时闻耳边有人与语（幻听），则奉为"圣旨"，丝毫不敢违抗。而且胸胁苦满，不时叹息，惊悸不安，经常不寐。月经前后无定，汛潮则乳房发胀。切其脉沉弦而滑，视其舌苔白腻。

余辨为肝胆气郁，化火生痰，痰火扰心，神魂不安之证。疏肝解郁全赖柴胡，而涤痰清心、和胃安魂则非温胆莫属。

于是用小柴胡汤与温胆汤接轨之法：柴胡 12 克，黄芩 10 克，半夏 16 克，生姜 12 克，炙甘草 6 克，党参 6 克，大枣 7 枚，竹茹 20 克，枳实 10 克，陈皮 12 克，茯苓 20 克。

甫服 3 剂，痰气松动，吐出痰涎颇多，自觉心胸畅快。又服 3 剂，则知饥思食，夜而得寐。大约服了 20 余剂，间服局方至宝丹三丸，兼因婚事得谐，心喜郁开，其病痊愈。

6. 小柴胡汤与黛蛤散接轨

黛蛤散（宋代民间验方，出自《医说》）：煅蛤壳、青黛研成细末，每次服 9~15 克，布包，水煎服。此方治疗木火刑金，咳痰带血、咽喉不利、头晕耳鸣、胸胁作痛，多见于妇女，服之多效。

常某，女，35 岁。素有肝胃不和，脘胁发满，噫气有声。近因恚怒，发生咳嗽有痰，痰带血丝，头目眩晕，心烦少寐，急来求诊。切其脉弦小数，舌苔薄白，色则稍绛。

余辨脉弦小数为肝胆有火，咳痰带血则主肺络受伤、血液外渗，噫气、胁满反映了木火上亢为甚。乃用"柴黛"接轨之法：柴胡 12 克，黄芩 10 克，半夏 10 克，生姜 3 克，炙甘草 6 克，大枣 5 枚，海蛤壳 20 克，青黛 10 克（布包同煎）。

此方连服 7 剂，则咳止，血净，痰除病愈。

7. 小柴胡汤与三甲散接轨

三甲散（《瘟疫论》）：鳖甲，龟甲，穿山甲，蝉蜕，僵蚕，牡蛎，当归，白芍，䗪虫，甘草。此方脱胎于《金匮要略》之鳖甲煎丸，具有软坚消痞之功效，能治肝脾肿大，两胁痞坚，络脉瘀阻，气血瘀滞，须久服而方有效。

吴某，男，52岁。患乙型肝炎，脾脏肿大，左胁疼痛，后背酸楚，口苦而食欲不振。切其脉弦，视其舌暗。

余以为肝脾肿大，乃是气病及血，血脉瘀阻，结成癥瘕之象。筹思之下，乃用"柴甲"接轨之法。柴胡12克，黄芩6克，红人参10克，半夏14克，生姜10克，炙甘草10克，鳖甲20克，龟甲12克，穿山甲10克，䗪虫10克，赤芍14克，牡蛎30克，当归12克，蝉蜕4克，僵蚕6克。小柴胡汤原方减去大枣，另加干姜4克。

根据余之经验，凡用此方时，必须与温补脾胃之法相结合，以防三甲性寒与攻伐之偏也。

8. 小柴胡汤与金铃子散接轨

金铃子散（《素问病机气宜保命集》）：金铃子，延胡索。功能舒肝清热，理气止痛。治疗因肝气郁滞，气郁化火，血气凝涩而发生的胸胁疼痛、胃脘闷痛、疝气作疼、妇女痛经。

余在临床，凡见柴胡汤证，兼有胁痛、脘痛，且出现口苦、心烦、尿黄等热象时，则用金铃子散接轨，比单用小柴胡汤为胜。

魏某，男，46岁。患慢性迁延型肝炎，最近口苦，心烦，肝区疼痛，入夜为甚。切其脉弦而责责，舌质红，苔则白。

此乃肝气不舒，久而及血，血脉凝涩，不通则痛。乃用小柴胡汤疏泄气滞，接轨用金铃子散活络止痛。共服7剂，爽然而安。

9. 小柴胡汤与颠倒木金散接轨

颠倒木金散（《医宗金鉴》）：木香，郁金。这两味药，木香治气，郁金治血。可以根据气血症状表现，来调换木香与郁金的剂量大小，所以叫颠倒木金散。此方有较好的止痛与利气的作用，《醉花窗医案》里列举了它的治疗功能。

孟某，女，48岁。肝气素盛，胸中作痛，每到夜晚则加重。自诉：先见胸窒，继之则生疼痛，而且下连于胁，并有口苦、头晕、饮食不振等症。切其脉弦沉，视其舌质暗而苔白。

余辨为木气疏泄不利，络脉瘀滞之证。乃用小柴胡汤，另加木香10克，郁金12克。药服7剂，则痛止病愈。

10. 小柴胡汤与四磨饮子接轨

四磨饮子（《济生方》）：人参，槟榔，沉香，乌药。此方功能下降逆气，顺气扶正，治疗正气素虚，而又有肝气上逆，上犯肺胃，见气逆喘息、胸膈不舒、烦闷不食等症。

余见肝胆气郁疾患，又见气逆为甚，或呃，或喘，或呕，或胸满不食，乃用"柴磨"接轨之法，效果令人满意。

郝某，男，50岁。素有肝胃不和，最近由于劳倦所伤，发生气逆作喘，胸满似塞，呃忒连发，委顿不堪。切其脉弦，视其舌白。

余辨为肝胆气郁，脾气复虚，而使肝胃气逆，而又及于肾也。然疏气者肝，行气者肺，纳气者肾，升降气机之枢，而又在于脾也。所以本证应疏肝和胃，又当兼补脾纳肾，最为紧要。方用小柴胡汤疏利肝胆之气，接轨用四磨饮子纳气归原。

共服6剂，呃忒不发，胸胃顿然宽敞，能进饮食而愈。

11. 小柴胡汤与四物汤接轨

四物汤（《太平惠民和剂局方》）：当归，川芎，白芍，熟地。此方能补血养肝，治疗妇女血虚造成的月经不调、头目眩晕、偏头作痛、脐腹疼痛、崩中漏下、四肢发麻。

肝藏血，以血为体，以气为用。如果肝胆气郁，气郁火生而口苦胸满则用小柴胡汤。如果由气及血，而出现阴血不足之头晕手麻、腰腿酸软、心烦少寐、午后低热、脉来弦细等证，余每用小柴胡汤与四物汤接轨，既疏肝解郁以顺其阳用，又补血柔肝以滋其体阴，用之每获良效。

李妇，38岁。肝胆气郁，胸胁苦满，口苦泛恶，头目眩晕，手麻腿软，腰酸不能举。月经不调，先后不定期，每次来潮，则头晕眼花不敢起动。切其脉弦细，视其苔薄白。

余辨此证为气郁而血虚。气，阳也，郁则生热；血，阴也，虚则不濡，则使肢体无所禀。用小柴胡汤，加入当归15克，白芍15克，熟地30克，川芎10克。

本方服至12剂后，则诸症大为减轻，手不麻，腰不酸，夜成寐，心不烦，胸胁舒畅，胃开能食。

四、黄连阿胶汤与六味地黄汤接轨

黄连阿胶汤（《伤寒论》）：黄连，黄芩，阿胶，鸡子黄，芍药。

六味地黄汤（《小儿药证直诀》）：熟地，萸肉，山药，丹皮，茯苓，泽泻。

1. 治疗舌麻

沈某，男，45岁。患心烦失眠，入夜则视为畏途。令人奇怪的是，在失眠的同时，又出现舌麻一症。两腿随之发软，颤颤摇摇而不能站稳。切其脉弦细而数，视其舌光红无苔。

余辨此证为少阴心肾之阴不足。阴虚于下，不能上济心火；火炎于上，则能耗阴动风；水虚于下，而使肝肾之阴不滋，所以出现心烦少寐而又舌麻腿颤也。

治当泻南补北。如单用黄连阿胶鸡子黄汤，则不足以"壮水之主"；如果单用六味地黄汤以滋肾阴，则无功于泻火清心。余用接轨之法，合两方而水火同治，共奏清火、滋水、息风、凉血之能。

患者服至7剂，则其证全瘳。

2. 治愈"脚底板疼痛"

朱某，32岁。患心烦少寐、口渴咽干、面发烘热，最突出的是两脚底板疼痛不休，脚心阵阵冒发热气，叠经中西医治疗而无效可言。切其脉细数，视其舌红绛而无苔。

余辨此证为心火上炎，而肾水下虚，火无水制，既上炎于离宫，而见心烦少寐，又能下灼肾水，而使脚底作痛。

夫脚心有穴，名曰涌泉。顾名思义，乃为肾阴所注之乡。本证火气逞威，彻于上下，灼竭水阴而不涸不止，则脚底疼痛在所难免。王太仆有一句名言，叫"壮水之主以制阳光"。于是用黄连阿胶鸡子黄汤与六味地黄汤接轨，一求其泻南，一求其补北，使火降水升，阴阳自和必自愈。

患者服汤12剂，则颓然酣睡，心烦不发，头面无烘热之症，脚板无疼痛之苦，病从此而愈。

为宣传、提倡"古今接轨"之法，须以事实讲话。限于个人有限资料，谨就桂枝、麻黄、柴胡、黄连四类古方与今方接轨谈些体验，挂一漏万。"举一隅而三隅反"，大量的收集、整理工作，尚有待来者。

（根据老师手稿整理）

上 篇

认知方法篇

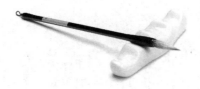

第一章 《伤寒论》与《黄帝内经》

"医经"与"经方"

《伤寒论》在中医经典著作中注家最多，历代医家对其解读不同，出现了诸多流派。任应秋先生《中医各家学说》认为："伤寒学派宋以前有王叔和、孙思邈、成无己、朱肱、庞安时、许叔微、郭雍等，宋以后有错简重订（方有执、喻昌）、维护旧论（张遂辰、陈念祖）、辨证论治（以方类证：柯琴、徐大椿；以法类证：钱璜、尤怡；分经审证：陈念祖、包诚）。"对"六经"的不同认识更是层出不穷。因此，研究应用《伤寒论》存在异议是很正常的。

当下有两种意见引起关注，一是质疑《伤寒论》与《黄帝内经》的关系，一是认为"医经"与"经方"有别。主要依据有以下两点。

其一是晋代皇甫谧《针灸甲乙经》，书云："上古神农始尝草木而知百药……伊尹以亚圣之才，撰用《神农本草》，以为《汤液》……仲景论广伊尹《汤液》为数十卷，用之多验。"据此认为张仲景所传承的是《汤液经》，与《黄帝内经》《难经》等无涉。其二是林亿校订的《伤寒论·伤寒卒病论集》，其中"勤求古训，博采众方"下有"撰用素问九卷八十一难阴阳大论胎胪药录并平脉辨证"二十三字，在康平本中是作为注语出现的。杨绍伊《伊尹汤液经·考次汤液经序》认为此非仲景原文，而是王叔和所加之注。今训诂、文献版本学大家钱超尘先生认可此说①。

这些见解对学习《伤寒论》辨证论治造成困惑，容易引起误解，值得讨论。

第一节 日本汉方医学古方派剥离《黄帝内经》，主张方证相对

质疑《伤寒论》与《黄帝内经》联系者，肇自日本江户时代古方派的代

表人物吉益东洞。他不满"后世派",认为"向所谓仲景,非真仲景";"古昔医有三,曰疾医,曰阴阳医,曰仙家医也。《周礼》所谓疾医见定病毒所在,视其毒处方取去病毒,故尽愈诸病疾苦,扁鹊仲景所为是也",而阴阳医以阴阳五行论病,不视病之所在,汉之太仓公是也。扁鹊仲景之道绝,其根源即在此。至于仙家医(葛洪、陶弘景、孙思邈),炼气服丹,行之者少(《医事或问》)。因此,吉益东洞致力于恢复仲景的疾医之道。

吉益东洞对"越人入虢之诊,望齐侯之色""至今天下言脉者,由扁鹊也"视而不见,认为"越人之为方也,不待切脉望色听声写形,言病之所在",故主张疾医之道的关键所在——据症施药,不问其因。

其实,"越人之为方也,不待切脉望色听声写形,言病之所在"虽出于扁鹊,但却是为救虢太子"假死"而对中庶子所作振聋发聩之语。随后还有推测让中庶子去核实,"子以吾言为不诚,试入诊太子,当闻其耳鸣而鼻张,循其两股以至于阴,当尚温也"。非如此,便不会发生"中庶子闻扁鹊言,目眩然而不瞬,舌挢然而不下,乃以扁鹊言入报虢君",虢太子恐怕也难以死而复生了。因此,不能以此认为扁鹊真能"不待切脉望色听声写形",便"言病之所在"。通篇细读《史记·扁鹊仓公列传》,则见扁鹊入视赵简子,数望齐侯色,岂"不待切脉望色听声写形"乎?至于扁鹊得长桑君禁方书及怀中药,"饮是以上池之水",历三十日而"视见垣一方人。以此视病,尽见五脏症结",是否别具"透视"本领,则未可知。

吉益东洞代表性著作有《类聚方》《药征》等。《类聚方》从《伤寒论》与《金匮要略》中选出220首方剂,以方为类目,汇集仲景相关论述,并附以自身经验体会。《药征》收载药物53种,本着"夫欲知诸药本功,则就长沙方中,推历其有无、多少,与其加减,引之于其证,则其本功,可得而知也"的立场,对每味药物首先标明功效,继而选录伤寒方证作为药物功效的证明(考征),并辨别方证伪误(互考),表达个人观点及实践经验(辨误)。这便是"有是证则用是药"的缘起,由是得出能够自洽的有关原始本意的解释,"符合日本人轻理论重实际的性格特征"[②],对其后古方派医家乃至整个日本汉方医学界影响深远。

古方派独尊《伤寒论》,反对以《黄帝内经》为代表的所有理论和治疗方法,日本许多医史著作赞其为真正的"日本医学"。

无论是日本古方派的代表人物吉益东洞,还是受其影响的中国《伤寒论》研究者,在寻求"真仲景"的过程中,实际上都没有任何新的史料或其他旁证可资真伪之辨别,本质上讲,都是根据自己对于"理想医学"的理解和评判标准进行阐述[②]。

古方派学术特点[③]：排斥《黄帝内经》，崇尚《伤寒论》，否定后世派；力主方证相对，腹诊至上……对民国以来中医界影响甚大。

如陆渊雷《日本人研究中医药之趋势》曰："东洞之师法仲景者，惟在凭证候以用药方，就药方以测证候。"

《医药学说整理大纲草案》载："设有古医书言，小柴胡汤，治少阳病，邪在半表半里，胸胁苦满，往来寒热，心烦喜呕，脉弦细者。其云少阳者，名也；云邪在半表半里者，论也，此所谓名论也。云小柴胡汤者，所用之方药，云胸胁苦满，乃至脉弦细者，据以用此药方之证候，乃所谓方法也……则可迳言'小柴胡汤治胸胁苦满乃至脉弦细'可矣，何必赘以'少阳病邪在半表半里'乎？"[④]

综上而言，提出笔者看法。

（1）同意廖育群先生的观点——吉益东洞所为是日本汉医界在"复古大旗下的医学革新"，以此将传入的中国医学"日本化"。

（2）方证是《伤寒论》原有概念，"抓主证"也是古今很多伤寒学者的共识。"方证相对说"加以强化、补充（腹诊、体质等），实用性强，可以借鉴。笔者视其为"方便法门"。

（3）吉益东洞否定《黄帝内经》等指导理论，弊病很多，日本后起的"折衷派"对此已有所纠正。国人不应该舍本求末。

（4）吉益东洞所著《类聚方》《药征》中按方药类证的研究方法，具有一定的科学性，值得学习。

第二节　23字注文非仲景原文可否切断《伤寒论》与《黄帝内经》的联系

林亿校订的《伤寒论·伤寒卒病论集》中"勤求古训，博采众方"下，有"撰用素问九卷八十一难阴阳大论胎胪药录并平脉辨证"23字，根据文献考察，是后人增补，非仲景原文，一般认为是王叔和编次整理《伤寒论》时所加。一些学者以此作为否定《伤寒论》与《黄帝内经》有关系的有力证据之一，更依据《汉书·艺文志·方技略》将医书按医经、经方等分类，认定"医经者"和"经方者"传承不同。二者似乎泾渭分明。

这些观点本不足与论，但又惑人耳目，故略辩之。

姑且不论《伤寒论》条文中体现的"医经"内容，即使从《汉书·艺文志》来看，医经者虽"原人血脉、经络、骨髓、阴阳、表里，以起百病之本，死生之分，而用度箴石汤火所施"，但同时也"调百药齐和之所宜"。经方者"本草石之寒温，量疾病之浅深，假药味之滋，因气感之宜，辨五苦六辛，致水火之齐，以通闭解结，反之于平"，其"量疾病之浅深""因气感之宜""致水火之齐，以通闭解结"、以"平"为期，都离不开理论的指导。故两者之间是有重合的。其后《隋书·经籍志》不再分为医经、经方，统称"医方"。

按：区分类例始于刘歆《七略》。班固《汉书》首著《艺文志》，分六艺、诸子、诗赋、兵书、术数、方技六略。其后《新唐书》《宋史》《明史》《清史稿》亦相继编纂《艺文志》。《隋书》《旧唐书》改称《经籍志》，性质相同。其类例自《隋志》后大都改为经、史、子、集四部。清代学者对后汉、三国、两晋、南北朝、五代、辽、金、元各史原无艺文志者做了大量辑补工作。

下文举例而言。

（一）王叔和《脉经》——医经者？经方者？

王叔和与张仲景踵趾相接，整理"撰次仲景遗论甚精"。钱超尘老师[1]认为：《脉经》卷七以"可"与"不可"排列《伤寒论》条文是仲景原书的初始面貌。按"三阴三阳"排列条文，是叔和第二次编次仲景遗文时所为。

《脉经》成书于仲景《伤寒杂病论》之后，皇甫谧《针灸甲乙经》之前。仲景序云："建安纪年以来，犹未十稔，其死亡者，三分有二，伤寒十居其七。感往昔之沦丧，伤横夭之莫救，乃勤求古训，博采众方。""建安"纪年为公元196年，经"十稔"为公元206年，视为"往昔"则又当推后几年，仲景在世为公元150~219年，现一般认为《伤寒杂病论》成书于公元210年前后。《针灸甲乙经》虽刊行于晋太康三年（公元282年），但成书于三国魏甘露四年（公元259年）。故《脉经》成书当在公元210年至259年之间。余嘉锡《四库提要辨证》推论"《脉经》成书年代在魏或晋初"。

林亿校订《伤寒论》时添加"晋王叔和撰次"，校订《脉经》时将王叔和冠以"晋太医令"之职。而王叔和主要生活于东汉三国时期，《山东省志·诸子名家志》径称其为"三国魏太医令"。皇甫谧《针灸甲乙经·序》有"甘露中"语，又称叔和为"近代太医令"，亦可佐证。

王叔和与仲景弟子卫汛相熟，与"建安七子"王粲同乡同族⑤。章太炎《王叔和传》推测"叔和与士安同时，晋初已老，疑其得亲见仲景也"。余嘉锡《四库提要辨证》甚至称"王叔和似是仲景亲授业弟子，故编定其师之书"。不过，叔和并未自称为仲景弟子，恐不足为凭。

王叔和为"勤求古训，博采众方"加注"撰用《素问》《九卷》《八十一难》《阴阳大论》《胎胪药录》并平脉辨证"23字，表明了他的意见必有所据，绝非信口开河。《脉经·序》载："今撰集岐伯以来，逮于华佗，经论要决，合为十卷。百病根原，各以类例相从，声色证候，靡不该备。其王、阮、傅、戴、吴、葛、吕、张，所传异同，咸悉载录。"

《脉经》中有大量脉诊内容，又收录了《伤寒杂病论》等遗论——那么将王叔和其人其书归于医经者？还是经方者？

皇甫谧《针灸甲乙经·序》称："仲景论广伊尹《汤液》为十数卷，用之多验。近代太医令王叔和撰次仲景遗论甚精，皆可施用。"王叔和为整理仲景遗论首功之人，他在掌握第一手资料的前提下认定仲景书"撰用《素问》《九卷》《八十一难》《阴阳大论》《胎胪药录》并平脉辨证"。难道后世至今那些侈谈《伤寒论》与《黄帝内经》《难经》无关者掌握了更充分的足以否定的证据吗？

（二）扁鹊——医经者？经方者？

张仲景在《伤寒论·伤寒卒病论集》起首便言"余每览越人入虢之诊，望齐侯之色，未尝不慨然叹其才秀也"。吉益东洞视而不见，认为"越人之为方也，不待切脉望色听声写形，言病之所在"，主张据症施药，不问其因的疾医之道。

《史记·扁鹊仓公列传》载："扁鹊名闻天下。过邯郸，闻贵妇人，即为带下医；过洛阳，闻周人爱老人，即为耳目痹医；来入咸阳，闻秦人爱小儿，即为小儿医，随俗为变……至今天下言脉者，由扁鹊也。"

据周礼医师制度，有疾医、疡医、食医、兽医之分，尚无医经、经方之别。越人既明色、脉、针、灸，又因各地习俗而方便行医施药，倘若可按医经、经方归类的话，将其归于医经者？还是经方者？

（三）华佗——医经者？经方者？

华佗与仲景同时代，为汉末三大名医之一，史书有传，说明当时名望甚高。

《华佗传》云："华佗，字元化，沛国谯人也，一名旉，游学徐土，兼通数经。沛相陈珪举孝廉，太尉黄琬辟，皆不就。晓养性之术，时人以为年且百岁，而貌有壮容。又精方药，其疗疾，合汤不过数种，心解分剂，不复称量，煮熟便饮，语其节度，舍去，辄愈。若当灸，不过一两处，每处不过七八壮，病亦应除。若当针，亦不过一两处，下针言'当引某许，若至，语人'。病者言'已到'，应便拔针，病亦行瘥。若病结积在内，针药所不能及，当须刳割者，便饮其麻沸散，须臾便如醉死，无所知，因破取。病若在肠中，便断肠湔洗，缝腹膏摩，四五日瘥，不痛，人亦不自寤，一月之间，即平复矣。"

史载华佗事迹甚丰，其行迹当归于医经者？还是经方者？

仲景所处时代医经、经方界限若许，请问仲景可是"各承家技，始终顺旧"之辈乎？

综上所述，"医经"和"经方"在《汉书·艺文志》原用于医籍分类，两者各有侧重，其间又有重合，从华佗、张仲景、王叔和等行迹著述来看，实不能将二者截然分开。

仲景《伤寒论》"勤求古训，博采众方"，平脉辨病，论广汤液，融冶医经、经方为一体，在实践中创立了六经辨证论治体系。

第三节 关于"黄帝学派"和"神农学派"

今人依皇甫谧《针灸甲乙经·序》，将医学传承分作神农学派和黄帝学派，以与《汉书·艺文志》所分医经者和经方者相呼应。故"黄帝学派"和"神农学派"的划分，可视为"医经"和"经方"的另一种说法。

皇甫谧《针灸甲乙经·序》曰："夫医道所兴，其来久矣。上古神农始尝草木而知百药。黄帝咨访岐伯、伯高、少俞之徒，内考五脏六腑，外综经络血气色候，参之天地，验之人物，本性命，穷神极变，而针道生焉。其论至妙，雷公受业传之于后。伊尹以亚圣之才，撰用《神农本草》，以为《汤液》。"

医道起始所兴，或有种种发明；所成所盛，必有融会贯通，藉集大成者或名医而行于世。故皇甫谧续云："中古名医有俞跗、医缓、扁鹊，秦有医和，汉有仓公。其论皆经理识本，非徒诊病而已。汉有华佗，张仲景……仲景见侍中王仲宣，时年二十余。谓曰：君有病，四十当眉落，眉落半年而死。令服五石汤可免。仲宣嫌其言忤，受汤勿服。居三日，见仲宣谓曰：服汤否？仲宣曰：已服。仲景曰：色候固非服汤之诊，君何轻命也！仲宣犹不信。后二十年果眉落，后一百八十七日而死，终如其言。"此仲景所言"色候"难道与"黄帝咨访岐伯、伯高、少俞之徒，内考五脏六腑，外综经络血气色候"不同吗？

今天看来，执念于"黄帝学派"和"神农学派"之区分，既无益，且无趣。

所谓"思辨派"和"实践派"的提法亦同此理。

第四节　小结

刘渡舟为弟子贾春华《日本汉医古方派研究》作序时说过：由中国传至日本的中医学，尤以伤寒之学不可讳言，已有很大的发展。其中创新之处、临证用方之要，有的反居中国之上，不能夜郎自大而不闻不问也。⑥

老师又特别提醒学生："凡是日本对的，必须要学下去，日本人唯心片面的认识我们一定要顶住。日本人和我们一些中国人把医学分为思辨派、实践派，而以《黄帝内经》《伤寒论》为分水岭，这种言论是强加在我们头上的，千万不要上当。"（给贾春华的信）

"思辨派"和"实践派"的提法秉承"医经"和"经方"之余绪。

理论和实践不可或缺，学习他人之长和坚持理论指导实践、实践丰富理论之间并不矛盾。今天来看，老师的学术观点和对学生的教诲是平正公允的。

当年，老师为研究生讲授《伤寒论》时，选择成无己的《注解伤寒论》为底本是经过深思熟虑的。《注解伤寒论》以经释论，有人评价成无己以《黄帝内经》理论贯通医经和经方两个学派。

参考文献

①钱超尘.《伤寒论》文献新考［M］. 北京：北京科学技术出版社，2018.

②廖育群. 吉益东洞——日本古方派的"岱宗"与"魔鬼"［M］. 上海：上海交通大学出版社，2009.

③潘桂娟，樊正伦. 日本汉方医学［M］. 北京：中国中医药出版社，1994.

④陆渊雷. 陆渊雷医书合集［M］. 天津：天津科学技术出版社，2010.

⑤王旭东. 王叔和及《脉经》史实再探［J］. 中华中医药杂志，2017，32（10）：4364-4366.

⑥贾春华. 日本汉医古方派研究［M］. 北京：中国中医药出版社，2019.

伤寒习悟

第二章 思求经旨，演其所知

——领悟仲师心法，学好用活经方

第一节 为什么要重视对《伤寒杂病论》的学习

一、辨证论治之滥觞

《伤寒杂病论》论广汤液，完善六经辨证体系，对脏腑辨证、八纲辨证、治疗八法、方证的建立起到奠基作用。

刘渡舟[1]认为："'经方'为'证'而设，证之下必须有'方'，方之上亦必须有'证'。张仲景神机独运，很巧妙地在'证'与'方'的接壤之处，嵌入了一个'辨'字，因为有了'辨'字，而使'证'与'方'都有了生命力。""中医讲求'理法方药'的规律，必须用'法'的规范对'经方'加以指导，然后施用，才能使人步入坦途。"

二、方书之祖

《伤寒杂病论》论广汤液，用之多验。宋刻《伤寒论·序》曰："夫《伤寒论》，盖祖述大圣人之意，诸家莫其伦拟。故晋·皇甫谧序《甲乙针经》云：伊尹以元圣之才，撰用《神农本草》，以为《汤液》；汉·张仲景论广汤液，为数十卷，用之多验。"

刘渡舟曰："张仲景方，亦称经方。经方大多药少而精，疗效惊人，有鬼斧神功之力，起死回生之妙，而且方义隽永，药味精当，耐人寻味，不可思议。故《伤寒论》被誉为方书之祖。经方的实践性、创造性、科学性有无穷无尽的潜力，伤寒学问贵在其方。"（《古今接轨论》）

三、古今推崇，良医必读

宋代"国家招儒臣校正医书"，以"百病之急，无急于伤寒。今先校订

张仲景《伤寒论》十卷"。（宋刻《伤寒论·序》）

因《伤寒杂病论》实用价值高，备受历代医家推崇，在中医经典著作中注家最多。

尤其是经方，制方严谨，疗效卓越，历经检验，流传至今，其影响力在存世诸方书中无出其右者。

第二节　如何学习运用《伤寒杂病论》的理法方药

《伤寒杂病论》的重要性人尽皆知，然学好用好并不容易。《名医录》有云："所著论，其言精而奥，其法简而详，非浅闻寡见者所能及。"孙思邈《千金翼方》亦载："至于仲景，特有神功，寻思旨趣，莫测其致。"

吾辈当如何学好用好《伤寒杂病论》的理法方药？可以从《伤寒论》序中找到答案。

《伤寒论·伤寒卒病论集》载："论曰：余每览越人入虢之诊，望齐侯之色，未尝不慨然叹其才秀也。怪当今居世之士，曾不**留神医药，精究方术**，上以疗君亲之疾，下以救贫贱之厄，中以保身长全，以养其生，但竞逐荣势，企踵权豪，孜孜汲汲，惟名利是务，崇饰其末，忽弃其本，华其外而悴其内，皮之不存，毛将安附焉？卒然遭邪风之气，婴非常之疾，患及祸至，而方震栗，降志屈节，钦望巫祝，告穷归天，束手受败，赍百年之寿命，持至贵之重器，委付凡医，恣其所措，咄嗟呜呼！厥身已毙，神明消灭，变为异物，幽潜重泉，徒为啼泣，痛夫！举世昏迷，莫能觉悟，不惜其命，若是轻生，彼何荣势之云哉！而进不能爱人知人，退不能爱身知己，遇灾值祸，身居厄地，蒙蒙昧昧，蠢若游魂。哀乎！趋世之士，驰竞浮华，不固根本，忘躯徇物，危若冰谷，至于是也。

余宗族素多，向余二百，建安纪年以来，犹未十稔，其死亡者，三分有二，伤寒十居其七。感往昔之沦丧，伤横夭之莫救，乃**勤求古训，博采众方**，撰用《素问》《九卷》《八十一难》《阴阳大论》《胎胪药录》并平脉辨证，为《伤寒杂病论》，合十六卷。虽未能尽愈诸病，庶可以**见病知源**，若能寻**余所集，思过半矣**。

夫天布五行，以运万类，人禀五常，以有五脏，经络府俞，阴阳会通，玄冥幽微，变化难极，自非才高识妙，岂能**探其理致**哉！上古有神农、黄帝、岐伯、伯高、雷公、少俞、少师、仲文，中世有长桑、扁鹊，汉有公乘阳庆及仓公，下此以往，未之闻也。观今之医，不念**思求经旨**，以**演其所知**，各承家技，终始顺旧，省疾问病，务在口给。相对斯须，便处汤药，按寸不及尺，握手不及足，人迎趺阳，三部不参，动数发息，不满五十，短期未知决诊，九候曾无仿佛，明堂阙庭，尽不见察，所谓窥管而已。夫欲**视死别生**，实为难矣。孔子云：生而知之者上，学则亚之，**多闻博识**，知之次也。余宿尚方术，请事斯语。"

将在序文中以粗体标记之语句摘引下来，便是仲景"授人以渔"的学习门径：

> 留神医药，精究方术；
> 勤求古训，博采众方；
> 思求经旨，探其理致；
> 多闻博识，演其所知；
> 见病知源，视死别生；
> 寻余所集，思过半矣。

参考此门径，并结合笔者的学习体验，讨论如下。

一、勤求古训，博采众方

《伤寒杂病论》本是仲景勤求博采，撰用古训，论广汤液而成，后学者当在熟记的基础上，对有疑问之条文，进一步参考历代注家，了解后世学术见解，有助于领会原意，拓展学识。

基于对三阴三阳、传承关系、是否错简等的不同认识或研究角度，《伤寒论》的整理研究分成许多流派。如任应秋所说："伤寒学派宋以前有王叔和、孙思邈、成无己、朱肱、庞安时、许叔微、郭雍等，宋以后有错简重订（方有执、喻昌）、维护旧论（张遂辰、陈念祖）、辨证论治（以方类证：柯琴、徐大椿；以法类证：钱璜、尤怡；分经审证：陈念祖、包诚）。"（《中医各家学说》）

《伤寒论》注家众多，观点各异，高见、偏见并存，后学不易取舍。故不少人主张学习《伤寒论》当从白文入手，可不受桎梏羁绊。然笔者自学多年仍不曾入门，直至投学亲炙于恩师刘渡舟先生之后，方才茅塞渐开。若非老师教诲点拨，"自非才高识妙，岂能探其理致哉"，故向诸位有志于研习伤寒学及经方者推荐《刘渡舟伤寒论讲稿》。该讲稿根据刘渡舟老师在研究生《伤寒论》专业课上的讲课录音整理而成，以成无己《注解伤寒论》为底本，用《黄帝内经》经络、脏腑、气血、营卫理论加以阐释，原汁原味，引人入胜。由此起步，加以实践，博采拓展，可以逐渐升堂入室。

二、留神医药，精究方术

（一）用药特点

注意学习经方用药特点和规律。须知古今对药物功用认识不尽相同，序中言及"撰用……《胎胪药录》"虽不得见，但成书于汉代的《神农本草经》庶几近之，可供参考；其次如南梁陶弘景撰注《本草经集注》时采录《名医别录》等，切勿拘泥于现代中药学。下面举例说明。

1. 干姜、五味子治咳

据小青龙汤、小柴胡汤加减法、四逆散加减法、真武汤加减法等可知，"《伤寒论》中凡遇咳，总加五味子、干姜……干姜温脾肺，是治咳之来路，来路清则咳之源绝矣。五味使肺气下归于肾，是开咳之去路，去路清则气肃降矣"（《本经疏证》）。

按《神农本草经》所载，干姜"味辛温，生山谷。主胸满咳逆上气，温中止血，出汗，逐风湿痹，肠澼下利"。五味子"味酸温，生山谷，益气，咳逆上气，劳伤羸瘦，补不足，强阴益男子精"。

2. 芍药利水

苓桂剂是常用经方群，茯苓与桂枝相伍温阳蠲饮容易理解，但为何真武汤、桂枝去桂加茯苓白术汤用芍药不用桂枝？以桂枝去桂加茯苓白术汤为例，历代就去芍还是去桂争议很大。刘渡舟老师认为该方以芍药与苓术相伍，是针对水郁阳抑，并赞同唐容川所说"五苓散是太阳之气不外达……此方是太阳之水不下行"，强调留意方后注。五苓散方后注云："多饮暖水，汗出愈。"本方方后注云："小便利则愈。"

其实，《神农本草经》谓芍药治"邪气腹痛，除血痹，破坚积，寒热疝瘕，止痛，利小便，益气"，已指明芍药有"利小便"作用。

3. 麦冬疗悸仅是养心阴吗？

现认为麦冬养阴生津，可用于肺胃阴虚之口渴、咳嗽，心阴不足之心悸，热病伤津等。仅从以上考虑不足以全面理解经方中麦冬之功用。

医案 1

患者，女，六旬。

初诊：患心悸（阵发性房颤），体瘦，便稀，善饥，饥则心中惮惮，然稍多食亦心悸甚，脉促。

［辨证］心脾虚，胃络脉绝。

［方药］党参 12 克、白术 9 克、干姜 6 克、炙甘草 6 克、桂枝 9 克、龙骨 15 克、牡蛎 15 克、五味子 6 克、麦冬 15 克，14 剂。

药后大便成型，心悸减轻（房颤发作减少）。

医案 2

患者，女，67 岁。

初诊：素体虚弱，一侧肾切除，气短，言语不续，甚则声不出。近来多次发生晕厥，人事不知，多在饭后。

［辨证］心脾虚，胃络脉绝，肾不纳气。

［方药］茯苓 15 克、炙甘草 6 克、桂枝 9 克、生姜 15 克、半夏 9 克、神曲 9 克、五味子 6 克、麦冬 15 克，14 剂。

服药后气短减轻，未再发晕厥。

此二案一心悸，一气短晕厥，皆有心气不足，并非心阴虚，为何用麦冬？《神农本草经》谓麦冬治"心腹结气，伤中伤饱，胃络脉绝，羸瘦短气，久服轻身、不老、不饥"。二者皆虚羸之人，发病多在饭后，纳食虽少，然脾失健运，亦为伤中伤饱，导致心腹结气，胃络脉绝。医案 1 中患者饥则胃络不充而脉绝，稍饱则胃络壅滞亦脉绝。

进一步探究，《素问·平人气象论》曰："胃之大络，名曰虚里，贯膈络肺，出于左乳下，其动应衣，脉宗气也。"《本草崇原》释曰："伤中者，经脉不和，中气内虚也；伤饱者，饮食不节，胃气壅滞也，麦门秉少阴癸水之气，上合阳明戊土，故治伤中、伤饱。胃之大络，内通于脉，胃络脉绝者，胃络不通于脉也……胃虚则羸瘦，肾虚则气短，麦冬助胃补肾，故治羸瘦、短气。"《本经疏证》亦云："人之有生，全恃纳谷，谷入于胃，为之敷布一身，使遍而不徇，常而有制，则藉乎肺。《经脉别论》曰：食气入胃，浊气归心，淫精于脉，脉气流经，经气归于肺，肺朝百脉，输精于皮毛。毛脉合精，行气于腑，腑精神明，留于四脏，气归于权衡，权衡以平，气口成寸，以决死生……盖麦门冬之功，在提曳胃家阴精，润泽心肺，以通脉道，以下逆气，以除烦热。"

炙甘草汤证之脉结代、竹叶石膏汤证之虚羸少气，皆麦冬之所能也。

后世有不少本草类著作讲解经方用药特点，如《本经疏证》等，可资参考。

（二）加减

1. 经方有经加减而成新方者

如：桂枝加葛根汤、桂枝加厚朴杏子汤、桂枝加附子汤、桂枝去芍药汤、桂枝去芍药加附子汤、桂枝加芍药生姜各一两人参三两新加汤、桂枝去桂加茯苓白术汤、桂枝去芍药加蜀漆牡蛎龙骨救逆汤、桂枝加桂汤、桂枝加芍药汤、桂枝加大黄汤、桂枝加龙骨牡蛎汤、桂枝去芍药加皂荚汤、桂枝加黄芪汤、桂枝去芍药加麻黄细辛附子汤、柴胡加芒硝汤、柴胡加龙骨牡蛎汤、柴胡去半夏加栝楼根汤、葛根加半夏汤、黄芩加半夏生姜汤、小青龙加石膏汤、白虎加人参汤、白虎加桂枝汤、桂枝附子去桂加白术汤、当归四逆加吴茱萸生姜汤、四逆加人参汤、通脉四逆加猪胆汁汤、白通加猪胆汁汤、越婢加术汤、越婢加半夏汤、小半夏加茯苓汤、木防己去石膏加茯苓芒硝汤、白头翁加甘草阿胶汤、茯苓桂枝五味甘草汤加减诸汤。

2. 有的经方虽无加减字样而有加减之实

如：栀子生姜豉汤、栀子甘草豉汤、枳实栀子豉汤、栝楼桂枝汤、黄芪建中汤、当归建中汤等。

3. 小柴胡汤、四逆散、真武汤、小青龙汤、理中汤等针对或然证，于方后列出加减法

以小柴胡汤为例：

◎ 伤寒五六日中风，往来寒热，胸胁苦满，嘿嘿不欲饮食，心烦喜呕，或胸中烦而不呕，或渴，或腹中痛，或胁下痞硬，或心下悸，小便不利，或不渴、身有微热，或咳者，小柴胡汤主之。[100]（96）

柴胡半斤　黄芩三两　人参三两　半夏半升，洗　甘草炙　生姜各三两，切　大枣十二枚，擘

方后注列出7种加减法。

若胸中烦而不呕者，去半夏、人参，加栝楼实一枚。

若渴，去半夏，加人参，合前成四两半，栝楼根四两。

若腹中痛者，去黄芩，加芍药三两。

若胁下痞硬，去大枣，加牡蛎四两。

若心下悸，小便不利者，去黄芩，加茯苓四两。

若不渴，外有微热者，去人参，加桂枝三两，温覆微汗愈。

若咳者，去人参、大枣、生姜，加五味子半升、干姜二两。

4. 如何看待"经方以不加减为贵"之说

《伤寒论》自有加减法，而后世却有"经方以不加减为贵"之说。其实并不矛盾。

笔者运用经方，或用原方，或少量加减，皆以证候而定。理由如下。

（1）经方组方多精炼、严谨，久经检验，依法运用多能取效。凡遇对证，或经验所及，可径用原方，单刀直入，亦允许酌情稍事加减。

（2）经方自有法度，遇经验未到、辨证未精之证，加减时要三思而行，以免杂乱无章，反失原方韵味及疗效。

（3）像桂枝汤调和营卫、小柴胡汤燮理枢机之类，可根据兼夹略作加减。但此类和剂，本自具有调整机体自和功能之效，故不必凡见诸证皆作加减处置。笔者曾搜集265例小柴胡汤验案，将其分作原方组和加减组（必有柴胡，余药加减幅度在3味之内），对两组症状进行比较，结果两组间症状构成无显著性差异（$P > 0.05$）。由此推知，运用小柴胡汤可不必过多加减[2][3]。小柴胡汤理枢机、畅三焦、和胃气、安内攘外，方与证机契合，自能收到"上焦得通，津液得下，胃气因和，身濈然而汗出解"的治疗效果。

（4）学用经方贵精厌杂，即使有所加减，亦不宜喧宾夺主。

（三）合方

1. 经方中原有合方

如柴胡桂枝汤、桂枝麻黄各半汤、桂枝二麻黄一汤、桂枝二越婢一汤等。

2. 日本医家所制经方合方（或经方与时方合方）[4]

（1）喘：小青龙合麻杏甘石汤、大柴胡合半夏厚朴汤、麻杏甘石合半夏厚朴汤。

（2）胁痛：柴朴汤（小柴胡合半夏厚朴汤）。

（3）呃逆呕吐：茯苓饮合半夏厚朴汤。

（4）腹胀腹痛：芍药甘草大黄附子细辛汤、中建中汤（大、小建中汤合方）。

（5）利：真武汤合理中汤。

（6）黄：大、小柴胡合茵陈蒿汤。

（7）淋：猪苓汤合四物汤。

（8）痛：小柴胡合桂枝加芍药汤。

（9）痹痛：桂枝二越婢一加术附汤（合甘草附子汤）。

3. 经方与后世方合方

刘渡舟老师曾提出"古今接轨论"，将经方与时方合用。如以栀子豉汤与三仁汤合方治疗湿热之邪蕴郁于胸所致心烦胸满；以麻黄附子细辛汤合生脉散治疗阳虚阴盛、血脉不温之心悸脉迟；以柴胡合小陷胸汤抢救亚硝酸盐中毒、胸闷憋气等。

（四）药味多少

1. 经方大多药（味）少力专（表1）

表1 《伤寒论》《金匮要略》方的药味数及占比

药味数（味）	《伤寒论》方数	百分比（%）	《金匮要略》方数	百分比（%）
1	6	5.3	15	7.4
2	10	8.8	35	17.3
3	19	16.8	34	16.8
4	25	22.1	32	15.8
5	17	15.0	27	13.4
6	8	7.1	21	10.4
7	16	14.2	16	7.9
8	6	5.3	4	2
9	3	2.7	10	5
10	1	0.9	2	1
12	1	0.9	3	1.5
14	1	0.9	1	0.5
21	—	—	1	0.5
23	—	—	1	0.5

由上表可知，《伤寒论》共计113方，平均用药4.8味，其中2~7味方占84.1%；《金匮要略》共计202方（与《伤寒论》重复43方），平均用药4.6味，其中2~7味方占81.7%。

2. 学经方不适用"广络原野"

唐初有名医许胤宗，"医术如神"，新旧《唐书》皆有记载。

《旧唐书》载其一段名言，谓："医者意也，在人思虑。又脉候幽微，苦其难别，意之可解，口莫能宣。且古人名手，唯是别脉，脉既精别，然后识病，夫病之于药，有正相当者，唯须单用一味，直攻彼病，药力既纯，病即立愈。今人不能别脉，莫识病源，以情臆度，多安药味，譬之于猎，未知兔所，多发人马，空地遮围，或冀一人偶然逢也，如此疗疾，不亦疏乎？假令一药偶然当病，复共他药味相合，君臣相制，气势不行，所以难瘥，谅由于此。脉之深趣，既不可言，虚设经方，岂加于旧。吾思之久矣，故不能著述耳。"

《新唐书》记载略同，曰："医特意耳，思虑精则得之。脉之候，幽而难明，吾意所解，口莫能宣也。古之上医，要在视脉，病乃可识。病与药值，唯用一物攻之，气纯而愈速。今之人不善为脉，以情度病，多其物以幸有功，譬猎不知兔，广络原野，冀一人获之，术亦疏矣。一药偶得它味相制，弗能专力，此难愈之验也。脉之妙处不可传，虚著方剂，终无益于世，此吾所以不著书也。"

经方中唯有《金匮要略》中鳖甲煎丸、薯蓣丸用药超过20味，但系丸剂，有其特殊性。研习经方以简明精炼为贵，森严法度，切忌堆砌众药。

广络原野者今大有人在，其中有执大方而哗众炫"技"者，有医术粗疏者，亦或有贪图钱财之人。孙思邈《大医精诚》告诫之："所以医人不得恃己所长，专心经略财物，但作救苦之心，于冥运道中，自感多福者耳。又不得以彼富贵，处以珍贵之药，令彼难求，自炫功能，谅非忠恕之道。"

3. 蜀地名医"田八味"

近代蜀地名医田鹤鸣，善用经方，用药多不超过8味，人称"田八味"。也有人说"八味"是"八昧"之谓：一曰列辨阴阳，二曰明达运气，三曰洞彻病情，四曰平脉辨证，五曰识方用药，六曰转用借治，七曰合并表里，八曰随证治之。后曾荣修得其传，著有《伤寒田曾流传习录》。

4. 学用后世方可否不拘药味多少

现代医生开大方者比比皆是，动辄二三十味，甚至数十味，不知是传承了哪派？其中有无利益？或缺少把握以为面面俱到、众箭齐发，方可中病？

东垣方药味多些，查《脾胃论》62方（除去五苓散），61首方用药在2~18味，另有一方23味，平均8.7味。另《李东垣医方精要》125方（含《脾胃论》方），用药在2~23味，平均8.7味。东垣方大约比经方多1倍，如此前人已有所诟病，或讽喻之"韩信点兵，多多益善"。

临证处方，医生首先应考虑疗效，兼及患者承受能力，而非效益当先，少些杂念才好。

（五）剂量

1. 剂量换算

柯雪帆考证西汉一两相当于 15.6 克，傅延龄则主张按东汉权衡，一两折合 13.8 克。以桂枝汤为例，剂量换算如表 2 所示。

表 2　桂枝汤剂量换算

药物组成	剂量	一两/枚折合（克）	合计（克）
桂枝	三两	13.8	41.4
芍药	三两	13.8	41.4
生姜	三两	13.8	41.4
甘草	二两	13.8	27.6
大枣	十二枚	3	36

2. 古今中外取用经方剂量不同

（1）主张按原方剂量（同表 2）。

（2）李时珍曰："古之一两，今用一钱可也。古之一升，即今之二合半也。"

此与现代普通剂量和《药典》规范相近。刘渡舟老师临证处方也基本按"古之一两，今用一钱"折算。

（3）《备急千金要方》载："定以三两为今一两，三升为今一升。"陈修园曰："大抵古之一两，今折为三钱。"此两种计量相近。

（4）日本汉方药将一两折为 1 克。

按：量效之间非正向线性相关。有些喜按较大剂量、原方剂量或更大剂量的医者称疗效较好，与其习惯有关。用量大、疗效不错、不出问题，时间一长若改用小剂量就感觉缺少把握。依笔者经验，大多数情况下按一两折合 3~6 克即可解决问题。

用药剂量须因病、因人制宜。各人禀赋不同，对药物的敏感性和耐受性差异甚大，剂量范围可以大些。如笔者用麻黄，轻则 2 克，重则 30 克，一般多用 6~9 克。

3. 近贤不乏论道小剂量治病者

（1）程门雪：关于细辛、五味、干姜的剂量问题，用 0.9 克至 1.5 克，是否太轻？《黄帝内经》载："平气之道，近而奇偶，制小其服也。"明代李念莪解释"制小其服"的意义，是"小则分两轻，性力缓，而仅及近病也，病在上者为近"。《黄帝内经》又说："因其轻而扬之。"李念莪的解释是："轻者在表，宜宣而散之。"《岐伯七方》中的小方，其义有二，金代张子和解释："有君一臣二之小方，有分两微而频服之小方，盖治心肺及在上而近者，宜分两微而少服而频之小方，徐徐而呷之是也。""上焦如羽，非轻不举"，所以治肺部疾患的药物，尤以细辛、干姜、麻黄等质轻力大，故用量宜轻。⑤

（2）山西名医李翰卿提出对"病重者施以微药"。

朱进忠介绍其师李翰卿治案⑥

1965年冬，尝治一患者，女，41岁。患风湿性心脏病，二尖瓣狭窄与闭锁不全，心力衰竭2年多，遍用中、西药物治疗不效。查其浮肿尿少，胸腹积水，咳喘短气，不得平卧，心烦，心悸，身热口渴，舌质红绛，苔净，脉细疾促而无力。急邀某医诊治，云：此心肾阴虚。宜加减复脉汤养阴清热。处方：生地15克，麦冬15克，五味子12克，白芍12克，人参15克，阿胶10克，天花粉15克，石斛15克，元参15克。药进1剂，诸症加剧。不得已，改邀李翰卿先生治之，云：治宜真武汤加减。处方：附子0.6克，人参0.4克，茯苓1克，白术0.6克，白芍0.6克，杏仁0.3克。服药2剂后，诸症大减，尿多肿减，呼吸微平。此时患者家属睹见所用之药剂量既小，药味又少，乃怒斥我云："如此危重之疾，竟予些许小药，岂能治病！"不得已，乃以原方10倍量为方予之，服药2剂，诸症加剧，家属亦慌恐备至。急求李翰卿先生再治，云："原方原量可也，不必改动。"余遵嘱，再处：附子0.6克，人参0.4克，茯苓1克，白术0.6克，白芍0.6克，杏仁0.3克。药后诸症果减，患者家属云："余只知重剂能挽危重证，实误也。"

任何疾病，只要是正气大衰而又邪实的严重疾病，都是攻补两难的疾病，稍予扶正则易使邪气更炽，稍予克伐则易使正气难支。故处方用药之时，只可扶正而不得助邪，只可祛邪而不得伤正，只可补阴而不得伤阳，只可补阳而不得伤阴。因此不管是祛邪，还是扶正，不管是补阳，还是益阴，只可小剂予之。⑥

朱进忠治案之一⑥

苏某，女，53岁。支气管哮喘合并喘息性支气管炎30余年。其始仅为遇见花粉、灰尘时喘咳发作。近2年来，诸症加剧，尤其是近七八个月以来，几乎昼夜时时俱喘，不得平卧，且饮食全废。医以中、西药物近万元，均不稍减。邀余诊治。查其除气短不足以息，整日端坐不得平卧外，并见指、趾、额、颏、耳壳均冷如冰，舌淡苔白，脉细而促。综合脉症，诊为心肾阴阳俱虚,阳虚为主,兼水饮不化。治以真武汤加减。处方:附子1克,茯苓1克,白术1克,白芍1.5克,人参1克,杏仁1克。服药2剂后,喘咳短气大减,并稍能平卧,微进饮食。某医睹见药味、药量既少又小,颇有微词,云:"前医所用诸方药物少者十五六味,多者竟达30余味,所用药量轻者10克,重者竟达40克,然服后均无效果。此方药物仅仅6味,药量重者才1.5克,如此重疾,用此小药,岂能济事!"乃将原方药量增大10倍予之。4剂之后,诸症又明显加剧。乃再邀余前往治之。余诊后,云:此病阴阳俱衰,阳虚为主,治疗之时只可微培阳气以助少火之生长,若以10倍之附子则成壮火而耗气损阴矣,故仍宜原方小量服之。服药1剂,果然诸症大减。1个月后,诸症消失而出院。

朱进忠治案之二[6]

耿某,女,50岁。流行性乙型脑炎,高热昏迷7个昼夜。医予西药和清瘟败毒饮、安宫牛黄丸、银翘白虎汤加减等治之不效。邀余诊治。查其神昏,二便失禁,舌苔薄白,舌质淡黯,肢厥脉微。综合脉症,诊为亡阳证,急处四逆汤。方:附子4克,干姜4克,炙甘草4克。服药1剂后,神清肢温,体温由38.9℃降到37.5℃。某医目睹此状,云:"此病如此之严重,反用微剂微量治之,岂能挽生命于顷刻之间?"为了对患者负责任,必须用大方大剂治之。且人参大补元气,亦当加之。乃处:附子40克,干姜40克,人参40克,炙甘草10克。药进1剂后,是夜又见神昏肢厥,身热,体温39.8℃。急邀余再次往诊。余云:"此病正虚邪实,只可以微药以助少火,不可以大剂以实壮火,否则邪盛正衰难挽矣。先宜三甲复脉以补阴敛阳,后宜四逆微量以助少火。"果愈。

山西名医李可创破格救心汤,以附子数百克入药,不乏成功案例。如何理解?

朱进忠指出,在临床过程中,经常遇见:①先用小方小剂无效,而改用大方大剂后取效者。②先用大方大剂无效,而改用小方小剂后取效者。③先用大方大剂有害,而改用小方小剂后取效者。④先用小方小剂无益,延误病期,而改用大方大剂后立起沉疴者。

何故?细究其原因有四[6]:①未适事为故。②未求其属。③未疏令气调。④未适至其所。

(3)山西名家门九章谈到赢人用四逆汤、理中汤宜小剂量,如小四逆汤中附子、干姜、甘草的用量一般为6克、4克、4克,甚至为4克、3克、3克,代茶饮频服。并举例为证,尤其治疗一久泄不愈,体重仅21千克的22岁女性，竟能逐渐康复，结婚生子，令人印象深刻。全赖救回其胃气使然。⑦

4. 使用小剂量的道理——"壮火散气，少火生气"

《素问·阴阳应象大论》曰："壮火之气衰，少火之气壮；壮火食气，气食少火；壮火散气，少火生气。"药食气味纯阳者为壮火，温和者为少火。推论，剂量大者为壮火，微量者为少火。正虚邪实，用微药以助少火较妥。

此外，《伤寒论》对于强人、羸人分量有别。①强人酌情增量，如四逆汤：甘草二两，干姜一两半，附子一枚。强人可大附子一枚，干姜三两。通脉四逆汤：甘草二两，附子大者一枚，干姜三两（强人可四两）。②羸人减半服之。如白散：桔梗三分、巴豆一分、贝母三分，"以白饮和服，强人半钱匕，羸者减之"。十枣汤：芫花、甘遂、大戟等分，"各别捣为散。以水一升半，先煮大枣肥者十枚，取八合，去滓，内药末。强人服一钱匕，羸人服半钱"。

（六）煎服法

学习《伤寒论》除熟记方药组成、剂量外，还要熟悉方后注，留意煎服法，这也是"以法治之"的重要内容。

1. 服药法不拘一格

有顿服、二服、三服（日再夜一）、五服（黄连汤"昼三夜二"）、六服（猪肤汤"温分六服"）、少少含咽之（苦酒汤）等。

服药方法不同主要与下列因素有关。

（1）关乎疾病的急缓轻重。如：四逆汤（甘草二两、干姜一两半、附子一枚）分温再服；干姜附子汤（干姜一两、附子一枚）顿服。后者一次服药剂量较大。

（2）与症状病位相关，如咽痛，可少量频频含咽，有助于药力作用于局部。

2. 上工救其萌芽

《伤寒论·伤寒例》载："凡作汤药，不可避晨夜，觉病须臾，即宜便治，不等早晚，则易愈矣。如或差迟，病即传变，虽欲除治，必难为力。"

3. 剧药中病即止

如大青龙汤"一服汗者，停后服"；大陷胸汤"得快利，止后服"；大承气汤"得下，余勿服"等。

4. 《伤寒论》第一方桂枝汤方后注详述煎服法，具有示范作用

书中记载："服已须臾，啜热稀粥一升余，以助药力。温覆令一时许，遍身漐漐微似有汗者益佳，不可令如水流漓，病必不除。若一服汗出病瘥，停后服，不必尽剂。若不汗，更服依前法。又不汗，后服小促其间，半日许，令三服尽。若病重者，一日一夜服，周时观之。服一剂尽，病证犹在者，更作服。若汗不出，乃服至二三剂。禁生冷、黏滑、肉面、五辛、酒酪、臭恶等物。"

提示：①太阳中风不可不汗，为此需啜粥、温覆、小促其间、日夜兼服、更作服。②汗出病瘥，停后服，不必尽剂。③不可过汗，以免适得其反（病必不除）。

三、平脉辨证，视死别生

《伤寒论》以"辨××病脉证并治"命篇，须识得脉证，辨明何病，方可言治。故应背诵熟记有关脉证方治条文。

《伤寒论》有大量脉诊内容，又有"辨脉法""平脉法"冠于诸篇之首，可见仲景对脉法极为重视。

平脉辨证可识病顺逆，如厥利（如表3所示）。

表3　厥利时辨脉知顺逆

宋序	顺	宋序	逆
（360）	下利，有微热而渴，脉弱者，今自愈		—
（361）	下利，脉数，有微热汗出，今自愈	（361）	设复紧，为未解
（362）	少阴负趺阳者，为顺也（有胃气）	（362）	下利，手足厥冷，无脉者，灸之不温，若脉不还，反微喘者，死
（365）	脉微弱数者，（下利）为欲自止，虽发热，不死	（365）	脉大者，为未止
（367）	下利，脉数而渴，今自愈	（369）	伤寒，下利日十余行，脉反实者，死
（368）	下利后，脉绝，手足厥冷，晬时脉还，手足温者，生	（368）	脉不还者，死

《伤寒论》脉法与后世有所不同，以脉弱为例，可示诸虚、似同缓脉、邪退正复、主火、主热等不同情况。

◎太阴为病，脉弱，其人续自便利，设当行大黄、芍药者，宜减之，以其人胃气弱，易动故也。（280）

◎得病六七日，脉迟浮弱，恶风寒，手足温，医二三下之，不能食，而胁下满痛，面目及身黄，颈项强，小便难者……柴胡汤不中与也。食谷者哕。（98）

◎少阴病，脉微，不可发汗，亡阳故也。阳已虚，尺脉弱涩者，复不可下之。（286）

◎呕而脉弱，小便复利，身有微热，见厥者，难治，四逆汤主之。（377）

◎太阳病，外证未解，脉浮弱者，当以汗解，宜桂枝汤。（42）

◎脉微弱者，此无阳也，不可发汗。（27）

◎若脉微弱，汗出恶风者，不可服之。（38）

◎寸口脉动而弱，动即为惊，弱则为悸。（《金匮要略·惊悸吐衄下血胸满瘀血病脉证治》）

◎少阴脉浮而弱，弱则血不足，浮则为风，风血相搏，即疼痛如掣。（《金匮要略·中风历节病脉证并治》）

◎下利，有微热而渴，脉弱者，今自愈。（360）

◎下利……脉大者，为未止；脉微弱数者，为欲自止，虽发热，不死。（365）

◎形作伤寒，其脉不弦紧而弱。弱者必渴，被火者必谵语。弱者，发热脉浮，解之当汗出愈。（113）成：脉弱为里热。汪：风脉也，风为阳。张志聪：弱为阴虚。

◎得病二三日，脉弱，无太阳柴胡证，烦躁，心下硬。（251）

笔者对仲景脉学研究不深，推荐参考姚梅龄《临证脉学十六讲》。

《伤寒论》详于脉而略于舌，是为不足，应予补充，可参考《伤寒舌鉴》等。

四、思求经旨，寻余（仲师）所集

学习《伤寒论》，更重要的是领悟其思辨方法，以提高临证水平。就全书而言，有些条文具有全局意义，可视为纲领。

（一）脉证并治纲领

体例：各篇皆以"辨××病脉证并治"冠名，具有纲领意义的条文如下所示。

◎问曰：脉有阴阳，何谓也？答曰：凡脉大、浮、数、动、滑，此名阳也；脉沉、涩、弱、弦、微，此名阴也。凡阴病见阳脉者生，阳病见阴脉者死。（辨脉法）——此脉法总纲。

◎病有发热恶寒者，发于阳也；无热恶寒者，发于阴也。（7）——此辨证纲领。

◎凡病，若发汗，若吐，若下，若亡血，亡津液，阴阳自和者，必自愈。（58）——此论治总纲。

辨脉法首条的纲领意义不言而喻。第7条辨寒热阴阳，《金匮玉函经》将其置为太阳病起首，1979年版教材《伤寒论选读》将其与第11条辨寒热在皮肤骨髓一起列为六经病证治"总纲"，老师在《刘渡舟伤寒论讲稿》中也说过"这一条是讲大纲的"。关于第58条，笔者以为可作为全书论治总纲。前贤对此条多以误治或自愈为释，未能彰明其精义[⑧]。

凡病之本在于阴阳不和，而病之愈由于阴阳和。由该条所言"和"与"愈"的内在关系可以推知：和则愈，不和则不愈；能够自和者，必自愈，倘若不能自和者，必不能自愈。机体本身具有自和功能，可以自行调整、自行修复而使病愈；倘若不能自和者，则应积极采用攻、补、调、养等手段，创造对机体有利的条件，促其向"和"的方向转化（见图1）。

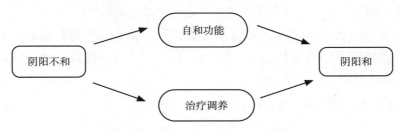

图1　阴阳不和转为阴阳和的途径

第58条突出一个"凡"字，重视一个"自"字，强调一个"和"字，体现了以阴阳和谐为治疗之目的，以自和功能为立足之本的整体治疗思想[⑨]。这与《黄帝内经》思想一致："阴平阳秘，精神乃治；阴阳离决，精气乃绝。""谨察阴阳所在而调之，以平为期。""调其气，使其平也。"

而《伤寒论》从维护机体的自和功能出发，特别重视顾护胃气和津液。刘渡舟老师指出："《伤寒论》的治疗法则，以阴阳自和为根本，而以保胃存津为前提。"确是点睛之笔。

（二）辨证论治：方证和病机

日本汉医强调"方证对应"甚于"方从法立"，对民国以来的中医界影响甚大，如胡希恕先生即视方证为尖端。学术之争本无不可，但近见有人以此贬低其他学派观点，则大为不妥。

唐以前，《伤寒论》前证后方，经孙思邈改编，才使"方证同条，比类相附，须有检讨，仓促易知"（《千金翼方》）。

《伤寒论》中固然有柴胡证、桂枝证之称，但也有阳明、少阳证之谓。《伤寒论》各篇皆以"辨××病脉证并治"冠名，是以六经辨证为总体架构，讲究理、法、方、药一线贯穿。

◎伤寒中风，有柴胡证，但见一证便是，不必悉具。（101）

该条"但见一证便是"似乎是讲抓主症，历史上不乏探寻何为"一证"者。其实，本条"一证"并非特指，而是指抓住符合病机的部分证据即可施治。"不必悉具"，不求诸症悉见，与"但见一证"相呼应也。

◎自利不渴者，属太阴，以其脏有寒故也，当温之，宜服四逆辈。（277）

证（症）→病→机→治法→方药，该条理法方药俱全，法度森严，堪称《伤寒论》辨证论治之范例。

◎凡厥者，阴阳气不相顺接，便为厥。厥者，手足逆冷是也。（337）

证（症）→病机，该条审证求因，是辨病机的范例。

笔者不否认日本汉医和国内方证派的研究成果，作为方便法门可以借鉴，但需知晓方证的核心在于"机、理"。学用经方，能用→会用→用好→用活，层次有别。

（三）"随证治之"和"以法治之"

◎太阳病三日，已发汗，若吐，若下，若温针，仍不解者，此为坏病，桂枝不中与之也。观其脉证，知犯何逆，随证治之。（16）

"随证治之"的前提是"知犯何逆"，同样要求审证求因，辨病机。

◎若已吐、下、发汗、温针，谵语，柴胡汤证罢，此为坏病。知犯何逆，以法治之。（267）

除"随证治之"外，还有"以法治之"，均体现了理、法、方、药之辨证论治的系统性。

◎服柴胡汤已，渴者，属阳明，以法治之。（97）

此条亦是辨病前提下按相应治法处置。

宋臣校正的《伤寒论·序》中提出"三百九十七法"，是方治中有"法"。

宋本《伤寒论》卷七至卷十辨可与不可，亦"法"也。如"辨不可发汗病脉证并治""辨可发汗病脉证并治""辨发汗后病脉证并治""辨不可吐""辨可吐""辨不可下病脉证并治""辨可下病脉证并治""辨发汗吐下后病脉证并治"。

钱超尘[⑩]认为："《脉经》卷七、卷八、卷九犹存《伤寒杂病论》古貌轮廓。《伤寒论》原始结构系按'可'与'不可'排列，主要收于《脉经》卷七。"

五、观其脉证，探其理致，见病知源，演其所知

《伤寒论》的辨证论治、方药应用，集中体现在抓主证和抓病机上。抓主证，即"但见一证便是"；抓病机，即抓住"证之精微之处"，亦即证之机制所在。所谓"观其脉证""探其理致""见病知源"，即是仲景师教我等从脉证出发，分析病因病机。

"主证"和"病机"的关系，是"术"与"道"的关系。从"术"入手，简单实用；从"道"着眼，潜力无穷。二者相辅相成，可使经方拓广其用，发扬光大。

（一）一证两方（主证相同）如何施治？只讲抓主证可以吗？

以《金匮要略·胸痹心痛短气病脉证治》为例。

1.胸痹，心中痞，留气结在胸，胸满，胁下逆抢心，枳实薤白桂枝汤主之，人参汤亦主之。

试问在症状相同情况下，枳实薤白桂枝汤和人参汤可以任选其一吗？凭什么以作抉择？

尤在泾曰："心中痞气，气痹而成痞也；胁下逆抢心，气逆不降，将为中之害也。是宜急通其痞结之气，否则速复其不振之阳。盖去邪之实，即以安正；养阳之虚，即以逐阴。是在审其病之久暂，与气之虚实而决之。"（《金匮要略心典》）

张璐曰："二汤，一以治胸中实痰外溢，用薤白桂枝以解散之；一以治胸中虚痰内结，即用人参理中以清理之。一病二治，因人素禀而施，两不移易之法也。"（《张氏医通》）

2.胸痹，胸中气塞，短气，茯苓杏仁甘草汤主之，橘枳姜汤亦主之。

程林曰："痹在胸中，则气塞短气也。《神农经》曰：茯苓主胸胁逆气，

杏仁主下气，甘草主寒热邪气，为治胸痹之轻剂。气塞气短，非辛温之药，不足以行之，橘皮、枳实、生姜辛温，同为下气药也。"

吴谦曰："胸中气塞，胸痹之轻者也……水盛气者，则息促，主以茯苓杏仁甘草汤，以利其水，水利则气顺矣。气盛水者，则痞塞，主以橘皮枳实生姜汤以开其气，气开则痹通矣。"（《医宗金鉴》）

如上情况下，须以方测机，旁征亲验，方可体会个中趣味。如《金匮要略·痰饮咳嗽病脉证并治》载："《外台》茯苓饮治心胸中有停痰宿水，自吐出水后，心胸间虚，气满不能食，消痰饮，令能食。"方中既有参、苓、术，又有橘、枳、姜，针对气虚且滞，痰饮停于心胸之证，可作为橘枳姜汤应用之旁证。参、苓、术则为后世名方四君子汤之发凡。

（二）"知其然"和"知其所以然"

20世纪80年代，钱学森给予人体科学极大关注，对于中医现代化也提出了很好的意见，主张建立唯象中医学。指出："研究客观事物，第一步要总结许多现象，就属于唯象理论，它只说明当然，不能说明其所以然。中医理论实际上就是唯象的，是经验的概括，如果讲道理，道理就是如此，不要深究到更深的层次。"钱老所说的"所以然"，是指用现代科学理论方法阐释中医[11]。

就中医本身而言，也有"知其然"和"知其所以然"的层次。笔者曾运用现代数理统计学的理论方法，分析柴胡类方证的结构规律，即是在钱老观点启发下进行的。对获得的结果（"知其然"），仍运用中医理论加以解释（"知其所以然"）。

就"抓主证"和"抓病机"的关系而言，"抓主证"是"知其然"，"抓病机"是"知其所以然"。良医在临证时是同时运用的。

现代经方学者娄绍昆引朱湘州语："方剂辨证是追求'知其然'，理法辨证是追求'知其所以然'。所谓'知其然'的经方医学，是一种我们通过学习和模仿而获得的有疗效的辨证模式。"[12]

所谓"经方医学"只是仲景医学的一个侧面。"方剂辨证"本是在六经辨证的框架下进行。孙子云，"善弈者谋势，不善弈者谋子"。明代杜文燮《药鉴》有云："持鉴以索貌者，不能得其腠理，而按方以索病者，亦不能神其变通。"

（三）抓主证、抓病机举例

必须将抓主证和抓病机结合起来。主证存在，则抓住能够反映病机的主证；主证不明确，则从病机入手选择合适的方药。举例说明如下。

1. 主证明确，病机显见——北京 1998 年冬季流感（寒疫）

临床表现：恶寒、高热、周身疼痛、无汗，其他伴见症状有头痛、咳嗽、鼻塞流涕等，脉多浮弦紧数，有些患者或有咽干、咽痛，但大都不伴有咽喉红肿。发病早期，表现出典型的太阳伤寒（风寒表实）证。

选用大青龙汤化裁拟定处方。经治患者数百例，大多数患者服药 1 至 2 次即汗出热退，约八成患者服药后 24 小时内体温降至正常。

2. 主证省略，辨证识机——太阳阳明合病

患者，女，32 岁，1991 年 9 月 30 日因发热下利就诊。初起觉周身不适，旋而恶寒发热，一身俱痛，无汗，缘缘面赤，体温迅即升高，达 39.7℃，里急，下利十余行，脉紧数，苔白。检验大便见大量脓细胞。

此例虽诊断为急性菌痢，但尚属初起，犹具表证。观其脉症，与《伤寒论》"太阳与阳明合病者，必自下利，葛根汤主之"病机无二（二阳合病，表邪未解，里气不和）。遂用原方，重用葛根、麻黄。1 剂汗出热退，下利之势亦缓。再以葛根黄芩黄连汤加减 2 剂，利止病愈。

3. 主证不足以辨识病机，须另找出辨证关键——咳、衄（脑垂体瘤微创术后脑脊液滴漏）

患者，女。脑垂体瘤微创术（经鼻腔蝶窦）后出现剧咳，脑脊液鼻漏不已。剧咳使颅内压力增大，影响创口愈合，致脑脊液由鼻滴漏不止，增加了感染风险。控制咳嗽是当务之急，邀笔者会诊。主证为剧烈干咳，衄，心烦不得眠，脉细数，舌红无苔而滑润。当如何辨证？

《伤寒论》咳嗽病机不一，成无己《伤寒明理论》有所辨析，但不够全面。本例病机与 319 条猪苓汤证契合，"咳、呕、渴、心烦不得眠"诸证中有其三，另见鼻衄，但辨证关键不在于此，而是舌红无苔滑润。故其病机当为阴虚水热互结。处以猪苓汤。1 剂知，2 剂咳止而愈。

4. 主证有别，机同治同——水气致厥

患者，女，50 岁。诉心悸阵作十余年，近来发作频繁，发则心悸不宁，胸闷如窒，气短不续，四肢无力，甚则晕厥不知，片时方苏。西医诊断为阵发性室上性心动过速，常需药物终止其发作。见其体胖腹大，面呈黑晕，是有水气之征。细询病史，知其晨起即泄亦十余年，腹胀满，心悸发作前常觉心下悸动。脉沉弦，舌苔淡白而滑。

《伤寒论》356 条载："伤寒，厥而心下悸，宜先治水，当服茯苓甘草汤，却治其厥。不尔，水渍入胃，必作利也。"此例虽非水饮阻遏，阳气不达四

末之厥，却是水气凌心，浊阴上冒清阳之厥，而其水气凌犯心脾阳气之病机则一。予原方。6剂后诸症大安。

第三节　体会

学用经方，要勤领悟，多实践。

学无止境。书中有些具体的辨脉证、识病顺逆的方法，必须通过长期临证才能体会。

授人以鱼不如授人以渔。吾辈当向仲师问道，习"捕鱼"之术。

再读一下《伤寒论·伤寒卒病论集》："论曰：余每览越人入虢之诊，望齐侯之色，未尝不慨然叹其才秀也。怪当今居世之士，曾不留神医药，精究方术，**上以疗君亲之疾，下以救贫贱之厄，中以保身长全，以养其生**，但竞逐荣势，企踵权豪，孜孜汲汲，惟名利是务，崇饰其末，忽弃其本，华其外，而悴其内，皮之不存，毛将安附焉。卒然遭邪风之气，婴非常之疾，患及祸至，而方震栗，降志屈节，钦望巫祝，告穷归天，束手受败，赍百年之寿命，持至贵之重器，委付凡医，恣其所措，咄嗟呜呼！厥身已毙，神明消灭，变为异物，幽潜重泉，徒为啼泣，痛夫！举世昏迷，莫能觉悟，不惜其命，若是轻生，彼何荣势之云哉！而进不能**爱人知人**，退不能**爱身知己**，遇灾值祸，身居厄地，蒙蒙昧昧，蠢若游魂。哀乎！趋世之士，驰竞浮华，不固根本，忘躯徇物，危若冰谷，至于是也。余宗族素多，向余二百，建安纪年以来，犹未十年，其死亡者，三分有二，伤寒十居其七。感往昔之沦丧，伤横夭之莫救，乃勤求古训，博采众方，撰用《素问》《九卷》《八十一难》《阴阳大论》《胎胪药录》，并平脉辨证，为《伤寒杂病论》合十六卷，虽未能尽愈诸病，庶可以见病知源，若能寻余所集，思过半矣。"

将在序文中以粗体标记之语句摘引下来，便是为医之本分：

上以疗君亲之疾；

下以救贫贱之厄；

中以保身长全，以养其生；

进能爱人知人；

退能爱身知己。

参考文献

①刘渡舟."经方"溯源［J］. 北京中医药大学学报，1999（1）：7-9.

②高飞. 小柴胡汤证解析（一）［J］. 北京中医学院学报，1988，11（6）：16-20.

③高飞. 小柴胡汤证解析（二）［J］. 北京中医学院学报，1989，12（1）：19-20.

④王庆国，贾春华. 日本汉医名方选［M］. 北京：中国科学技术出版社，1992.

⑤上海市卫生局. 上海市老中医经验选编［M］. 上海：上海科学技术出版社，1980.

⑥朱进忠. 中医临证经验与方法［M］. 北京：人民卫生出版社，2005.

⑦门九章. 门氏中医临证实录［M］. 北京：人民卫生出版社，2017.

⑧高飞.《伤寒论》总纲寻绎［J］. 北京中医学院学报，1992，15（3）：18.

⑨高飞. 论"阴阳自和必自愈"［J］. 山东中医学院学报，1985，9（4）：11.

⑩钱超尘.《伤寒论》文献新考［M］. 北京：北京科学技术出版社，2018.

⑪钱学森. 论人体科学［M］. 北京：人民军医出版社，1988.

⑫娄绍昆. 中医人生［M］. 北京：中国中医药出版社，2012.

下篇

条文方证篇

学条文点滴心得

习方证体验实录

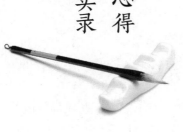

第一章　辨太阳病脉证并治上

第一节　太阳病特点及证治概要

太阳病在六经中篇幅最大，分作上中下三篇，通过对经、腑、兼、夹杂、合、并、传、变、坏、类似等病证的阐述，体现了辨证论治的精神。上篇主要讲桂枝汤。

老师曾撰述《伤寒论》条文组合排列意义①。

太阳上篇：1~11 条：太阳病总论。

12~28 条：桂枝汤证及其加减证、禁忌证、类证等。

29~30 条：坏病随证救治示范。

◎ 太阳之为病，脉浮，头项强痛而恶寒。[1]（1）

《刘渡舟伤寒论讲稿》条文序号依成无己《注解伤寒论》，自"辨太阳病脉证并治上"至"阴阳易瘥后劳复病脉证并治"共 414 条，而一般习惯引文是按宋本分作 398 条。为便于检索，将两种序号分别用［成本序号］和（宋本序号）同时列于条文之末。条文引文按宋本，与成本略有不同，以便对照。下同。

柯琴曰："仲景六经各有提纲一条，犹大将立旗鼓使人知有所向，故必择本经至当之脉症而标之。"刘渡舟老师曾撰写《试论六经病提纲证的意义》一文。另针对有学者提出的"提纲非纲"说，以《伤寒论之提纲辩》驳正之②。两篇俱收入《刘渡舟医论医话 100 则》。

◎ 太阳病，发热，汗出，恶风，脉缓者，名为中风。[2]（2）

◎ 太阳病，或已发热，或未发热，必恶寒，体痛，呕逆，脉阴阳俱紧者，名为伤寒。[3]（3）

风性疏泄，寒性收引。寒邪致病，营卫气血凝滞，疼痛必重，甚则头身俱痛。虽云"或未发热"，但太阳伤寒证一般热度会高于太阳中风或太阳温病，此因腠理闭塞，阳气被遏于内使然。

◎ 伤寒一日，太阳受之，脉若静者，为不传；颇欲吐，若躁烦，

脉数急者，为传也。［4］（4）

脉静抑或数急，人安抑或躁烦，往往是疾病生变之关口。或传变，或恶化，或正邪相搏欲逐邪外出，不可不明辨。应及时采取适当举措。

正邪相搏又有胜或不胜之不同，如［124］条"烦乃有汗而解"，是正复邪却；［25］条"初服桂枝汤，反烦不解者"，是太阳经中邪滞较重，须"先刺风池、风府，却与桂枝汤"，针药并用，疏通经脉，助正祛邪。

◎ 伤寒二三日，阳明、少阳证不见者，为不传也。［5］（5）

"阳明、少阳证"指阳明病证、少阳病证。可见《伤寒论》并不只讲柴胡证、桂枝证。不得以"方证"之隅概其全貌，一叶障目。

◎ 太阳病，发热而渴，不恶寒者，为温病。［6］（6）

太阳病提纲证下，（2）（3）条分别讲太阳中风和太阳伤寒主证，本条则是讲太阳温病的证候特点，这应是太阳经表证的 3 条主线。不过《伤寒论》一书记述虽涵盖广义伤寒，但论治则以狭义伤寒为重点。本条没有提出具体方治。

笔者临床观察发现，流感有属太阳温病者。如发生于 2009 年 9 月的甲型 H1N1 流感，症状与一般感冒和季节性流感不同，大多有甲流患者接触史，体温多在 38~39℃，虽发热，但不恶寒；无太阳伤寒之头痛、身疼、腰痛、骨节疼痛，但有周身酸楚；一般无汗，口干或微渴；咽喉不适，但咽痛不著，咽部多有充血；舌质多偏红，苔多薄或白；脉数或稍紧。

据发热微渴、不恶寒等症状，辨为太阳温病。笔者按温邪外束，阳郁不伸论治，以银翘散合升降散加减，冠以麻黄为君药，1 剂分为三服。一般轻症患者服药后，均在 2~12 小时汗出热退，其他症状亦随之减轻乃至痊愈。详见［49］（48）条。

◎ 病有发热恶寒者，发于阳也；无热恶寒者，发于阴也。发于阳，七日愈；发于阴，六日愈。以阳数七，阴数六故也。［8］（7）

《金匮玉函经》将其置为太阳病起首，是《伤寒论》中具有纲领意义的条文。

1979 年版教材《伤寒论选读》将其与（11）条辨寒热在皮肤骨髓一起列为六经病证治"总纲"。

◎ 太阳病，头痛至七日以上自愈者，以行其经尽故也。若欲作再经者，针足阳明，使经不传则愈。［9］（8）

这条很明确，六经以经络脏腑为基，不知为何视而不见？或刻意回避？

第二节　方药证治

桂枝汤

◎ 太阳中风，阳浮而阴弱，阳浮者，热自发，阴弱者，汗自出，啬啬恶寒，淅淅恶风，翕翕发热，鼻鸣干呕者，桂枝汤主之。[13]（12）

桂枝三两，去皮　芍药三两　甘草二两，炙　生姜三两，切　大枣十二枚，擘

上五味，㕮咀三味，以水七升，微火煮取三升，去滓，适寒温，服一升。服已须臾，啜热稀粥一升余，以助药力。温覆令一时许，遍身漐漐微似有汗者益佳，不可令如水流漓，病必不除。若一服汗出病瘥，停后服，不必尽剂。若不汗，更服依前法。又不汗，后服小促其间，半日许，令三服尽。若病重者，一日一夜服，周时观之。服一剂尽，病证犹在者，更作服。若汗不出，乃服至二三剂。禁生冷、黏滑、肉面、五辛、酒酪、臭恶等物。

"周时"，指一昼夜。"周时观之"，并非一昼夜才观察一次，应是随时观察汗出病瘥情况，以决定是"停后服"，抑或"后服小促其间""更作服"。

刘渡舟老师要求，记诵《伤寒论》方以陈修园《长沙方歌括》为佳，因其既有药味功用，又含有剂量。《长沙方歌括》咏桂枝汤："项强头痛汗憎风，桂芍生姜三两同。枣十二枚甘二两，解肌还藉粥之功。"

学习经方，要从原文精神、证候特点、方剂宜忌、剂量大小、煎服方法、加减变化等多方面入手。

桂枝汤列为《伤寒论》第一方，欲全面掌握其应用，应结合《金匮要略》中的用法。

【主治】

（1）用于太阳中风，发热、汗出、恶风、脉缓者。（12、13、95）

（2）用于太阳伤寒发汗后，余邪未尽，半日许复烦，脉浮数，不宜再峻汗者。（57）

（3）用于太阳病外证未解或发汗不解而复下之，或误下后，脉浮，其气上冲，表证未解者。（15、44、45）

（4）用于太阳病，初服桂枝汤，病重药轻，反烦不解，宜先针再药者。（24）

（5）用于脏无它病，营卫失调，自汗出者。（53、54）

（6）用于伤寒虽不大便，而小便清，知不在里，仍在表者。（56）

（7）用于伤寒汗、下后，心下痞而恶寒，表未解者。（164）

（8）用于阳明经证，脉迟，汗出多，微恶寒者。（234）

（9）用于烦热，汗出则解，又如疟状，日晡所发热，属阳明而脉浮虚者。（240）

（10）用于太阴病，脉浮者。（276）

（11）用于下利身疼痛，须先温里后解表者。（91、372）（十七·36）

（"十七·36"表示《金匮要略》第十七篇第36条。余仿此。）

（12）用于霍乱吐利止，而身痛不休者。（387）

（13）用于妊娠恶阻，阴脉小弱，其人渴，不能食，无寒热者。（二十·1）

（14）用于产后风。（二十一·8）

【组方特点】

（1）桂枝汤为解肌祛风、调和营卫而设，加减变化多，应用范围广。柯琴誉"此为仲景群方之魁，乃滋阴和阳，调和营卫，解肌发汗之总方也"。

（2）《伤寒论》113方、91味药（《金匮要略》199方，156味药），使用频次由高至低依次为：甘草70（158）次，桂枝43（99）次，大枣40（83）次，生姜39（90）次，芍药34（69）次……使用频次最高的5味药恰好是桂枝汤的组分。由此方组成可衍生出众多方剂。桂枝汤本身经过加减变化就形成了一大剂群，详见图2。

（3）桂枝汤中除芍药外，都是药食同源之品，和小建中汤等一起，被视为药食同源的代表方剂。虽其药味非常普通常用，但其功用却不可等闲视之。

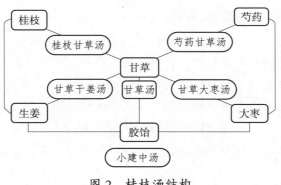

图2　桂枝汤结构

【煎服法】

桂枝汤的煎服法具有示范意义，有些方后注言"如桂枝法"，即此法也。

提示：以汗出病解为度。

（1）太阳中风不可不汗，为此需啜粥（既可助药力发汗，又可益胃气以资汗源）、温覆、后服小促其间、日夜兼服、更作服。

（2）控制发汗的尺度，最理想的是"遍身漐漐微似有汗"。

（3）汗出病瘥，停后服，不必尽剂。

（4）不可过汗，以免适得其反，"不可令如水流漓，病必不除"。

这里提出服桂枝汤发汗的原则和各种办法。其中涉及"发汗"与"惜汗"，祛邪与护正的辨证思想，突出了"汗法"的原则性和灵活性。

《伤寒论·辨可发汗病脉证并治》提出的"汗法"原则与本条可以互参："凡发汗，欲令手足俱周，时出似漐漐然，一时间许益佳，不可令如水流漓。若病不解，当重发汗。汗多者必亡阳，阳虚不得重发汗也。""凡服汤发汗，中病便止，不必尽剂也。"

《伤寒论·伤寒例》所言服法与桂枝汤煎服法略同，"凡发汗温暖（暖，成本作"服"）汤药，其方虽言日三服，若病剧不解，当促其间，可半日中尽三服。若与病相阻，即便有所觉。病重者，一日一夜，当晬时观之。如服一剂，病证犹在，故当复作本汤服之。至有不肯汗出，服三剂乃解。若汗不出者，死病也"。

【应用要点】

1. 抓主证

桂枝汤证常见发热、自汗、恶风、脉浮缓，其次为头痛、鼻鸣、干呕、苔薄白。柯琴曰："如所云头痛发热、恶寒恶风、鼻鸣干呕等病，但见一症即是，不必悉具，惟以脉弱自汗为主耳。"

2. 抓病机

桂枝汤证的病机可概括为：在里之阴阳不和，在外之营卫失调。

3. 桂枝汤适应证

（1）外感：中风表虚证或伤寒发汗后，余邪未尽，不宜再峻汗者。

（2）杂病：营卫不和之自汗或时发热自汗出。

（3）营卫不和、气血失调的其他疾病：如身痛、妊娠恶阻等。

医案 1——桂枝汤治外感诱发房颤案

患者，男，51 岁，1994 年 2 月 8 日就诊。

初诊： 患者述昨日外感风寒，恶风发热、时自汗出、心中惮惮，脉浮缓而参伍不调，苔白。查心电图示：快速型心房纤颤。因临近春节，患者不愿住院，故院外治疗。

［辨证］此太阳中风，营卫不和之证，虽有房颤，亦当先解其外。

［方药］桂枝汤、桂甘龙牡汤、茯苓杏仁甘草汤合方。

桂枝 12 克、白芍 12 克、炙甘草 6 克、龙骨 30 克、牡蛎 30 克、茯苓 15克、五味子 10 克、杏仁 10 克、大枣 6 枚、生姜 10 克，2 剂。

嘱药后温覆啜粥取汗，如桂枝汤法将息。

结果，1 剂后汗出体和，外感遂愈，房颤亦止。观察数月，房颤无复发。《难经·十四难》曰："损其心者，调其营卫。"此案可为注脚。

◎ 太阳病，下之后，其气上冲者，可与桂枝汤，方用前法；若不上冲者，不得与之。［16］（15）

成无己将"气上冲"作"邪仍在表"解，"太阳病属表，而反下之，则虚其里，邪欲乘虚传里。若气上冲者，里不受邪，而气逆上与邪争也，则邪仍在表，故当复与桂枝汤解外；其气不上冲者，里虚不能与邪争，邪气已传里也，故不可更与桂枝汤攻表"。

《神农本草经》谓桂枝治"上气咳逆，结气，喉痹吐吸，利关节"。

通观全书，桂枝剂治气上冲，主要针对水寒之气而言，以桂枝能温助心阳故尔。《素问·六节藏象论》曰："心者，生之本，神之变也……为阳中之太阳，通于夏气。"心火在上，肾水在下，心火下济，使肾水不寒，肾水上承，使心火不亢，所谓心肾相交也。若心阳不振，水饮邪气凌犯上逆，可见"心下逆满，气上冲胸"，或"脐下悸，欲作奔豚"，方用苓桂剂温阳镇水，降逆平冲。若寒气上冲发为奔豚，宜桂枝加桂镇之，见［125］条。又［402］条理中丸方后注云："若脐上筑者，肾气动也，去术，加桂四两。"

倘若里热之气上冲，则绝不可用桂枝。［19］（17）条"若酒客病，不可与桂枝汤"，［21］（19）条"凡服桂枝汤吐者，其后必吐脓血也"，皆可证也。

故对"气上冲"不可一概而论。

◎ 太阳病三日，已发汗，若吐，若下，若温针，仍不解者，此为坏病，桂枝不中与之也，观其脉证，知犯何逆，随证治之。［17］（16）

"随证治之"是《伤寒论》治疗原则之一，前提是"知犯何逆"，须要观其脉证，并审证求因、辨明病机。其实质即是辨证论治。

【桂枝汤禁例】

1. **伤寒表实证** 见〔18〕条"桂枝本为解肌，若其人脉浮紧，发热汗不出者，不可与之也"。

2. **酒客湿热内蕴者** 见〔19〕条"若酒客病，不可与桂枝汤，得之则呕，以酒客不喜甘故也"。

3. **里热病证服桂枝汤吐者** 见〔21〕条"凡服桂枝汤吐者，其后必吐脓血也"。

4. **阳盛者** 见《伤寒论·伤寒例》"桂枝下咽，阳盛即毙"。

《神农本草经》所言桂枝可治喉痹，系对寒邪痹阻于喉间而言，如半夏散及汤证，对风热喉痹则当禁用。早年曾遇一患者，已忘记因何杂症来就医的，只记得诊其脉浮，断其为感冒。当时患者并无外感症状，仍语其先治新患再治旧病，处以桂枝汤2剂。次日患者奔告，说"你看病'太准'"，回家后当天下午即出现流涕、咽喉不适，但服药后咽痛加重，吞咽尤剧。笔者望其咽部焮红，较昨日淡红大有变化，方知误将风热作伤风治。此后凡咽喉病用桂枝必审慎行之。桂枝即牡桂，若肉桂（箇桂）可酌用小量引火归原，无碍。

◎ 喘家作桂枝汤，加厚朴杏子佳。〔20〕（18）

该条有句读问题。有断句为"喘家作，桂枝汤加厚朴杏子佳"，把"作"训为发作，不妥。有断句为"喘家，作桂枝汤加厚朴杏子，佳"，将"作"训为制作，可。笔者采纳"喘家作桂枝汤，加厚朴杏子佳"之断句，其义为宿有喘疾者需要用桂枝汤的话，加上厚朴、杏子为佳。

笔者首次用该方系早年治一樊姓久咳不愈者，因兼有自汗、恶风而用原方，服两三剂后咳嗽霍然而止，电告称奇。此后凡见咳嗽或宿有咳喘者，若伴汗出、恶风，一般习用本方。后有一郝姓哮喘患者，伴自汗、恶风，虽夏日仍重裘绒帽，予本方加白果、苏子而愈，数年哮病未作。

医案2——咳嗽见自汗恶风案

吴女，48岁，2013年7月2日就诊。

初诊： 患者诉自汗，恶风，咳嗽，白痰，咳则尿失禁。

〔辨证〕太阳中风咳嗽。

〔治法〕调和营卫，下气止咳。

〔方药〕桂枝加厚朴杏子汤加味。

桂枝 10 克、白芍 10 克、甘草 6 克、厚朴 10 克、杏仁 10 克、大枣 20 克、生姜 20 克、旋覆花 10 克（包）、益智仁 9 克，7 剂。

2013 年 7 月 9 日告知：药后汗敛咳已。

方中加旋覆花，取金沸草散之意，与芍药、甘草伍用，是现代经方家江尔逊先生治咳经验。

桂枝加葛根汤

◎ 太阳病，项背强几几，反汗出恶风者，桂枝加葛根汤主之。[15]（14）

据第 1 条提纲证，"太阳之为病"本有"头项强痛"，故太阳中风证或可径用此方。

"几几"，按钱超尘先生考证，应该读 jǐn jǐn，通"紧紧"③。若按南阳一带方言，读 jī ji，是一种语气助词，如"疼几几""麻几几""酸几几"。此说较为可取。

桂枝加附子汤、桂枝去芍药汤、桂枝去芍药加附子汤

◎ 太阳病，发汗，遂漏不止，其人恶风，小便难，四肢微急，难以屈伸者，桂枝加附子汤主之。[22]（20）

自汗、恶风较重者，宜用桂枝汤加黄芪，或本方，或芪、附并加。

◎ 太阳病，下之后，脉促胸满者，桂枝去芍药汤主之。[23]（21）

刘渡舟老师言本条"促者，速也，迫也"。经临证观察，凡心肺阳气不足而努挣，则脉呈迫促之象，其程度又有轻重，皆与病情相应。笔者在病历中用"脉欠从容"或"迫促"记之，以示与后世"促脉"之区别。

姚梅龄将"促脉的形成机理与诊断意义"分作：①阳气渐盛，正欲胜邪。②脏气与邪气相争，然为邪气所阻。③风热盛，阳气一时难以接续。④脏器虚弱，阴虚血少。④

◎ 若微寒者，桂枝去芍药加附子汤主之。[23]（22）

微≠脉微，成本作"微恶寒"。

桂枝麻黄各半汤

◎ 太阳病，得之八九日，如疟状，发热恶寒，热多寒少，其人不呕，清便欲自可，一日二三度发。脉微缓者，为欲愈也……面色反有热色者，未欲解也，以其不能得小汗出，身必痒，宜桂枝麻黄各半汤。［24］（23）

此条与［49］（48）条"面色缘缘正赤者……阳气怫郁不得越，当汗不汗，其人躁烦，不知痛处，乍在腹中，乍在四肢，按之不可得，其人短气但坐，以汗出不彻故也，更发汗则愈"机制略同，但轻重程度有别。桂枝麻黄各半汤属小汗法，现常用于寒遏阳郁所致身痒等皮肤疾患。

◎ 太阳病，初服桂枝汤，反烦不解者，先刺风池、风府，却与桂枝汤则愈。［25］（24）

笔者经验，凡服发汗解表药后，一时汗欲出未出而发烦者，按揉太阳、风池等穴，推眉弓、揉耳后高骨、掐捏大椎等，可疏通经脉，促使汗出，或助以热饮，不一定需再服药。

桂枝二麻黄一汤

◎ 服桂枝汤，大汗出，脉洪大者，与桂枝汤，如前法。若形似疟，一日再发者，汗出必解，宜桂枝二麻黄一汤。［26］（25）

本条"形似疟"与［24］（23）条不同，彼"热多寒少……脉微缓者，为欲愈也"，是邪气不著，期其自愈；此乃邪势未消，当再以小汗解之。

【小汗法剂量比】

1. **桂枝麻黄各半汤**　桂枝汤、麻黄汤各 1/3。
2. **桂枝二麻黄一汤**　桂枝汤 5/12（15/36），麻黄汤 2/9（8/36）。
3. **桂枝二越婢一汤**　桂枝汤 1/4，越婢汤 1/8。

桂枝去桂加茯苓白术汤

◎ 服桂枝汤，或下之，仍头项强痛，翕翕发热，无汗，心下满微痛，小便不利者，桂枝去桂加茯苓白术汤主之。［29］（28）

芍药三两　甘草二两，炙　生姜切　白术　茯苓各三两　大枣十二枚，擘

上六味，以水八升，煮取三升，去滓，温服一升，小便利则愈。

本条在注家中争议较大。主要关乎去桂还是去芍？表证有无？具体见表4。

表4　是否去桂、芍及有无表证的各家见解

是否去桂、芍	有表	无表
不去桂、芍	成无己	—
去芍	吴谦	—
去桂	张璐、教学参考书	柯琴、王肯堂

1. 不去桂亦不去芍：成无己

《注解伤寒论》载："头项强痛，翕翕发热，虽经汗下，为邪气仍在表也……今外证未罢，无汗，小便不利，则心下满，微痛，为停饮也。与桂枝汤以解外，加茯苓白术利小便行留饮。"

2. 去桂诸说：王肯堂、尤在泾、柯琴、陈修园、徐灵胎

柯琴《伤寒来苏集》载："服桂枝汤，或下之，仍头项强痛，翕翕发热，无汗，心下满微痛，小便不利者，桂枝去桂加茯苓白术汤主之，小便利则愈。汗出不彻而遽下之，心下之水气凝结不散，故反无汗而外不解，心下满而微痛也，然病根在心下，而病机在膀胱。若小便利者，病为在表，仍当发汗，如小便不利者，病为在里，是太阳之本病而非桂枝证未罢矣，故去桂枝，而君以苓、术，则姜、芍即散邪行水之法，佐甘、枣效培土制水之功，此水结中焦，只可利而不可散，所以与小青龙、五苓散不同法，但得膀胱水去，而太阳表里之证悉除，所谓治病必求其本也。"

高等中医药院校教学参考丛书《伤寒论》中本条的注释为"汗下后脾虚水停兼表证不解的证治"，认为"头项强痛，翕翕发热，无汗"是病在表，"心下满微痛，小便不利"是运化失常，水停中焦。故桂枝去桂加茯苓白术汤证的病机是脾虚水停兼表证不解。

张璐《伤寒缵论》载："在表之风寒未除，而在里之水饮上逆，故变五苓而用白术、茯苓为主治，去桂枝者，已误不可复用也。"

3. 去桂当是去芍药：吴谦

吴谦《医宗金鉴》载："去桂当是去芍药。此方去桂，将何以治仍头项强痛、发热无汗之表乎？"

4. 传写之误，疑非仲景原方：钱璜

老师见解可以解惑："余认为第（28）条桂枝去桂加茯苓白术汤，乃仲景为治疗水郁阳抑而设。其外证可见'头项强痛，翕翕发热，无汗'，其内证则见'心下满微痛，小便不利'。此病乃气水郁结，阳气抑郁不畅所致，其病理根源在于小便不利，故以利小便、解阳郁为治。至于发汗、泻下之法则均非本病所宜。由此可见，其与第（71）条的脉浮、发热、小便不利的五苓散证似同而实异。五苓散证之脉浮、发热，乃由表邪所致，故服药要'多饮暖水'，以致'汗出则愈'，而本证虽有发热无汗见症，但仲景未云脉浮，服药后'小便利则愈'，邪之出路迥然有异。唐容川云：'此与五苓散互看自明。五苓散是太阳之气不外达，故用桂枝以宣散太阳之气，气达则水自下行，而小便利矣。此方是太阳之水不下行，故去桂枝重加茯、术，以行太阳之水，水下行则气自外达，而头痛发热等证自解散。'唐氏之论，深得太阳经、腑生理病理之关系，指出了两证之差异以及去桂留芍之意义。"⑤

【方药解释】

笔者认为解本方证机制的关键在于芍药。老师将本方证病机释为"水郁阳抑"，并引唐容川观点："五苓散是太阳之气不外达……此方是太阳之水不下行。"仲景方后注云"小便利则愈"，与五苓散"多饮暖水，汗出愈"有别。

1. 或问：苓桂剂是温阳蠲饮常用类方，为何真武汤、桂枝去桂加茯苓白术汤用芍药不用桂枝呢？换言之，饮邪一定要用桂枝吗？

何时用苓桂？何时用苓芍？笔者对 6 首方剂中苓、术与桂、芍、附的配伍关系做了比较，如表 5 所示。

表5 6首含苓、术方剂与桂、芍、附配伍关系

方剂	茯苓	白术	桂枝	芍药	附子
苓桂术甘汤	含	含	含	—	—
五苓散	含	含	含	—	—
桂枝去桂加茯苓白术汤	含	含	—	含	—
当归芍药散	含	含	—	含	—
真武汤	含	含	—	含	含
附子汤	含	含	—	含	含

仲景时代对于芍药功用的认知与现代不同,《神农本草经》谓芍药治"邪气腹痛,除血痹,破坚积,寒热疝瘕,止痛,利小便,益气",故芍药本有利小便之功也。

邹澍《本经疏证》载:"芍药、桂枝一破阴,一通阳。""芍药之任,莫重于小建中汤,其所治'若烦,若悸,若里急,若腹满痛',为阴气结无疑……用小建中,夫是以知芍药能入脾开结也。""小柴胡汤、通脉四逆汤、防己黄芪汤,皆以腹痛加芍药,前言不为谬矣。桂枝加芍药汤、脾约麻仁丸,则似用芍药为下药者,盖因阴结而地道不行,得此即可通降故也。"又云"芍药开通凝结"。

所以,芍药之"开通凝结",在桂枝去桂加茯苓白术汤、真武汤中是开通水气凝结;在附子汤中是开通寒气之凝结。芍药配合苓、术,使水气、寒湿由小便而去。

刘渡舟老师说,附子汤以人参、附子为主,补阳气以消寒邪之凝滞;桂枝去桂加茯苓白术汤则利水邪以通达太阳之气。

柯琴《伤寒附翼》载:"……乃太阳之腑病,非桂枝证未罢也。病不在经,不当发汗,病已入腑,法当利水……故于桂枝去桂,而加苓、术,则姜、芍即为利水散邪之佐,甘、枣得效培土制水之功。"

2. 或问:十枣汤与桂枝去桂加茯苓白术汤二者皆属饮家,俱有头项强痛之病。何也?

此经络所系,非偶然而言也。

王宇泰《伤寒证治准绳·太阳病·项强》载:"此非桂枝证,乃属饮家也。夫头项强痛,既经汗下而不解,心下满而微痛,小便不利,此为水饮内蓄,邪不在表,故云去桂枝加茯苓、白术。若得小便利,水饮行,腹满减而热自除,则头项强痛悉愈矣。且如十枣汤证头亦痛,乃邪热内蓄而有伏饮,故头痛。其水饮头痛不须攻表,但宜逐饮,饮尽而病安矣。"

理论之争议须验诸临床。

老师曾说,在临床上多次运用本方治疗水郁发热和水郁经气不利的头项强痛,皆获良效。

陈慎吾老大夫,曾治一发热患者,屡经医治,发热不退。问其小便不利,而胃脘胀满不舒,脉沉而弦,舌苔白而水滑,辨为水饮内停,阳气外郁,乃不治热而治水,用桂枝去桂加茯苓白术汤,三剂热退而安。[5]

老师在《刘渡舟伤寒论讲稿》中提及陈修园治谢芝田案,但省略未述,补如下。

临寒日悟

嘉庆戊辰，吏部谢芝田先生会亲，患头项强痛、身疼、心下满、小便不利。服表药无汗，反烦，六脉洪数。初诊疑为太阳阳明合病。谛思良久，曰：前病在无形之太阳，今病在有形之太阳。但使有形之太阳小便一利，则所有病气俱随无形之经气而汗解矣。用桂枝去桂加茯苓白术汤，一服遂瘥。

另附 2 则笔者临床应用案例。

医案 3——肝硬化下肢浮肿案

瞽妪，年逾八旬。

初诊：患者患肝硬化数十载，间断调治多年，病情平稳。数年前，出现下肢浮肿，二便欠畅利，两腿有时拘挛，或郁或怒，不欲食。腹软，无腹水征。脉缓按之微弦，舌淡苔白。

［辨证］此为肝脾不和兼停饮证，无阳虚饮逆之象。

［方药］桂枝去桂加茯苓白术汤。

药后二便畅、脚肿消、拘挛止，自述是近期最舒适状态。再以鸡鸣散合芍药甘草汤善后。

医案 4——病毒性脑炎案上（笔者指导，由郑敏坤同学观察施治）

患者，女，49 岁。

初诊：患者于 2019 年 4 月中旬出现头枕部阵发性、跳动样疼痛，未予重视。后渐感发热、恶寒，头部疼痛加重，测得最高体温 39.5℃，自行口服对乙酰氨基酚、阿莫西林治疗，病情未见好转。至 4 月 18 日已高热 5 天，恶寒，无汗（服用退烧药后稍有汗出，但体温未见明显下降），头痛欲裂，后枕部尤甚，心下满痛，小便短涩不利，无呕恶，大便正常，纳寐一般。

［方药］发病之初宜用葛根汤，但当下有停饮，太阳经输不利，同意郑同学意见，先予桂枝去桂加茯苓白术汤 1 剂以观之。

白芍 12 克、炙甘草 6 克、生白术 12 克、茯苓 12 克、大枣 5 枚、生姜 5 片。

当日 21：30 服药，药后半小时，小便得利，心下满痛已解，体温暂降，测得体温 37.3℃（为 5 日来测得最低），仍无汗。翌日因头痛不减、体温复升，入院确诊为病毒性脑炎，予甘露醇等对症治疗。同时随证更方治之（下转太阳中"葛根汤"条）。

【应用要点】

1. 抓主证

发热、无汗、头项强痛、心下满微痛、小便不利。

2. 抓病机

阴水凝结于心下，太阳经腑不利。

【心得】

（1）桂枝去桂加茯苓白术汤证是类桂枝证而非桂枝证，列于此处是为了与桂枝证鉴别比较。

（2）与治疗阳虚不镇、水气泛滥的苓桂剂不同，芍药有利小便、开通凝结之功，与苓、术配伍，针对阴（水凝）结之证。

桂枝温阳降冲，苓桂剂针对的是阳虚不能镇水，水气泛滥上逆之证；芍药开通凝结，桂枝去桂加茯苓白术汤针对的是阴水凝结之证。

（3）桂枝去桂加茯苓白术汤证临床上确实存在。

本条为何有诸多争议，窃以为诸医家多基于各自的领会认知，并不一定会遇到条文中所描述的实际情形，缺乏直接经验。《伤寒论》不少条文，只有在临床上实际遇到了，有了切实体验，才能真正认识到这些条文所描述的是基于临床观察，其言不虚。这也正是《伤寒论》经久不衰、历久弥新的原因之一。

认知过程如《中庸》所言："博学之，审问之，慎思之，明辨之，笃行之。有弗学，学之弗能，弗措也；有弗问，问之弗知，弗措也；有弗思，思之弗得，弗措也；有弗辨，辨之弗明，弗措也；有弗行，行之弗笃，弗措也。"

根据已有知识对未知问题进行推演固然重要，但也要根据实践不断修正之。

甘草干姜汤、芍药甘草汤

◎伤寒，脉浮，自汗出，小便数，心烦，微恶寒，脚挛急，反与桂枝欲攻其表，此误也，得之便厥。咽中干，烦躁，吐逆者，作甘草干姜汤与之，以复其阳。若厥愈足温者，更作芍药甘草汤与之，其脚即伸。若胃气不和，谵语者，少与调胃承气汤。若重发汗，复加烧针者，四逆汤主之。［30］（29）

甘草干姜汤方

甘草四两，炙　干姜二两

上二味，以水三升，煮取一升五合，去滓，分温再服。

本方温脾、肺，合参、术为理中汤，合附子为四逆汤。

《金匮要略·肺痿肺痈咳嗽上气病脉证治》载："肺痿吐涎沫而不咳者，其人不渴，必遗尿，小便数。所以然者，以上虚不能制下故也。此为肺中冷，必眩，多涎唾，甘草干姜汤以温之。"

◎ 芍药甘草汤方

白芍药　甘草各四两，炙

上二味，以水三升，煮取一升五合，去滓，分温再服。

本方缓急止痛，用于脘腹痛、腿痛拘挛（不宁腿综合征）等。

调胃承气汤方治见阳明篇。

四逆汤类（干姜附子汤、四逆加人参汤、通脉四逆汤）方治见各篇有关条文。

参考文献

①刘渡舟. 试论《伤寒论》条文组织排列的意义（一）[J]. 陕西中医，1980（1）：4.

②刘渡舟，高飞.《伤寒论》之提纲辩 [J]. 河南中医，1985（6）：1.

③梁华龙. 伤寒论钩沉与正误 [M]. 北京：中国中医药出版社，2016.

④姚梅龄. 临证脉学十六讲 [M]. 北京：人民卫生出版社，2012.

⑤刘渡舟. 谈谈苓芍术甘汤的发现及其治疗意义 [J]. 国医论坛，1987（4）：11.

⑥刘渡舟. 伤寒论通俗讲话 [M]. 上海：上海科学技术出版社，1980.

第二章　辨太阳病脉证并治中

太阳病中篇讲太阳伤寒、太阳蓄水、太阳蓄血证等，所举变证的治法方药亦可用于杂病。涉及葛根剂（葛根汤、葛根芩连汤）、麻黄剂（麻黄汤、大青龙汤、小青龙汤、麻杏甘石汤）、苓桂剂（五苓散、苓桂术甘汤、苓桂枣甘汤）、桂甘剂（桂枝甘草汤、桂甘龙牡汤、桂枝救逆汤）、栀子剂（栀子豉汤等）、柴胡剂（小柴胡汤、大柴胡汤、柴胡加龙牡汤）、下瘀血剂（桃核承气汤、抵当汤）等众多方剂证候。

方药证治

葛根汤、葛根加半夏汤

◎太阳病，项背强几几，无汗，恶风，葛根汤主之。［32］（31）

葛根四两　麻黄三两，去节　桂枝二两，去皮　生姜三两，切　甘草二两，炙　芍药二两　大枣十二枚，擘

上七味，以水一斗，先煮麻黄、葛根，减二升，去白沫，内诸药，煮取三升，去滓，温服一升，覆取微似汗。余如桂枝法将息及禁忌。诸汤皆仿此。

"项背强几几"是太阳经输不利，与［15］（14）条桂枝加葛根汤相比，除有"汗出"和"无汗"之不同外，"脉缓"和"脉紧"之别也在不言之中。

宜与《金匮要略·痉湿暍病脉证治》"刚痉"同参，以二者症状相似也。其曰："太阳病，发热无汗，反恶寒者，名曰刚痉。""太阳病，无汗而小便反少，气上冲胸，口噤不得语，欲作刚痉，葛根汤主之。"

◎太阳与阳明合病者，必自下利，葛根汤主之。［33］（32）

◎太阳与阳明合病，不下利，但呕者，葛根加半夏汤主之。［34］（33）

葛根加半夏汤方，即于葛根汤中加半夏半升，半夏半升约重50~60克；若按成本为半斤，以东汉一两折今13.8克计，则相当于110克。宜从前者。

太阳与阳明合病,是指经证而言。许多学者把白虎汤证作为阳明经证,以与承气汤之阳明腑证相对待,不妥。老师在《刘渡舟伤寒论讲稿》中将白虎汤证归于阳明热证,贴切。参考［176］（168）条"热结在里,表里俱热,时时恶风,大渴,舌上干燥而烦,欲饮水数升者,白虎加人参汤主之"便知。

《医宗金鉴》对于阳明经证以歌诀概括:"葛根浮长表阳明,缘缘面赤额头痛,发热恶寒而无汗,目痛鼻干卧不宁。"

阳明病篇涉及阳明经证的条文有［201］（189）、［213］（201）、［220］（208）、［244］（232）、［246］（234）、［247］（235）、［252］（240）条……其中给出方治的有以下条文。

［244］（231、232）条"阳明中风……鼻干不得汗……脉但浮,无余证者,与麻黄汤"。

［246］（234）条"阳明病,脉迟,汗出多,微恶寒者,表未解也,可发汗,宜桂枝汤"。

［247］（235）条"阳明病,脉浮,无汗而喘者,发汗则愈,宜麻黄汤"。

［252］（240）条"病人烦热,汗出则解,又如疟状,日晡所发热者,属阳明也。脉实者,宜下之;脉浮虚者,宜发汗。下之与大承气汤,发汗宜桂枝汤"。

【主治范围】

笔者经验所及,葛根汤主要用于以下几个方面。

（一）解表

葛根汤解表主要针对的是太阳伤寒证和阳明经证。

葛根汤可看做桂枝汤加麻黄、葛根,桂枝减为二两,其解表力度在桂枝汤和麻黄汤之间,是笔者治疗外感风寒最常用的方剂,家中常备数贴以应不时之需。

医案5

张某,女,年近七旬,2019年春就诊。

初诊:患者受凉后出现发热、微恶寒、身楚,查血常规发现白细胞增高,医院拟予抗生素治疗,而患者拒绝,坚持用中药。

［辨证］为太阳伤寒之轻症。

［方药］予服葛根汤1剂,依法分作三服。

结果二服热退身安,次日复检血象恢复正常。

白细胞增高示细菌性感染,西医用抗生素合理。但有些中医动辄中西药并用，令人不敢恭维。

发疹性热病属风寒外遏者也可用之，以葛根为透疹要药为故。

葛根汤被日本制为非处方药（葛根汤エキス），是家庭常备感冒用药，不过剂量偏小（日本习以经方一两折合 1 克），曾试用于数例国内患者，疗效欠佳。

陆渊雷《伤寒论今释》载："葛根汤为发热、头痛、脉浮、无汗之主方，应用最广，不必见显著之项强也。其异于麻黄汤证者，麻黄证有喘，葛根汤无之；麻黄证身疼腰痛骨节疼痛，葛根证纵有骨楚，亦颇轻微；病有汗者，麻黄汤绝对禁用，若有咳嗽，或胃肠证时，虽有小汗，葛根汤犹为可用。若不咳，汗较多者，当然属桂枝加葛根汤。""流行性热病，流行性感冒为最多。其证三类，若发热，若咳嚏，若吐利，葛根汤皆治之，故临床施治，葛根汤之应用最广。""凡麻疹、猩红热、天花等，毒害性物质必须排泄于皮肤者，皆当与汗俱出，故葛根汤为必用之方。惟斑疹伤寒忌发汗，则不用麻黄，而葛根仍所不废。"

《经方实验录》载："故余之治小儿麻疹，葛根乃为第一味要药。""葛根为太阳温病主药，葛根汤为太阳温病主方。"

（二）治利

如胃肠型感冒、急性肠胃炎、细菌性痢疾等。

二阳合病，表邪未解，里气不和，可致下利、呕吐，适用葛根汤或葛根加半夏汤者多见。

医案 6

2019 年初，有母子相继外感。子先病发热恶寒而呕吐，予葛根加半夏汤 1 剂，热退呕止；母继病发热恶寒而下利，予葛根汤 1 剂，热退泻已。

若外寒而呕利俱见，乃可用葛根加半夏汤。

医案 7——逆流挽舟案

黄女，32 岁，1991 年 9 月 30 日就诊。

初诊：患者因饮食不洁，致发热下利。初起觉周身不适，旋而恶寒发热，一身俱痛，无汗，缘缘面赤，体温迅即升高，达 39.7℃，里急，下利十余行，脉紧数，苔白。查便常规见大量脓细胞。

［辨证］此例虽诊断为急性菌痢，但尚属初起，犹具表证。观其脉症，与《伤寒论》"太阳与阳明合病者，必自下利"病机无二。

［方药］用葛根汤原方，重用葛根、麻黄。

1剂汗出热退，下利之势亦缓。

再以葛根黄芩黄连汤加减2剂，利止病愈。

按：若按教科书，细菌性痢疾的通常治法是清利大肠湿热。该例表里同病而表实为重，则治当别论。《素问·生气通天论》载："体若燔炭，汗出而散。"此例予大剂发表之后，不但表证得除，邪气内迫之势亦见逆转，从而迅速获愈。喻昌治痢以败毒散，称"逆流挽舟"法（表解而里滞亦除，其痢自止，即前人所谓从表陷者仍当由里出表）。此案与之异曲同工。

姚荷生《中医内科学评讲》载："喻嘉言的'逆流挽舟法'，为针对痢疾兼表而订，且无论其为风寒，或为风热均可。痢疾兼表，有简直不治其利而解其表而利自止，或表解而后再清里。表里同病或表重于里——先表而后里法不会错，若要先里后表则应视其虚实。"①

学经方切勿为现代观念、诊疗规范所囿。

（三）治痉、痛

《金匮要略·痉湿暍病脉证治》用葛根汤治"欲作刚痉"。许良培②报道用本方治疗阴寒型流行性脑脊髓膜炎13例全部有效。

20世纪70年代初笔者上大学时，曾查阅过葛根汤治疗流行性脑脊髓膜炎的报道，当时同学间多有争议，大都不解辛温之剂何以能治疫病？其实疫病并不都是温疫，亦有寒疫、湿疫、杂疫等，有些证候是适合用葛根剂、麻黄剂的。

医案8——病毒性脑炎案下（笔者指导，由郑敏坤同学观察施治）

（上接太阳上篇"桂枝去桂加茯苓白术汤"条，医案4后续。）

［病史］患者病初头枕部疼痛、发热恶寒，本宜用葛根汤，迁延数日后，又见心下满、小便不利，故先予桂枝去桂加茯苓白术汤1剂。

服药后小便得利，心下满痛已解，体温暂降。翌日见头痛剧烈不减，体温复升，询之虽无呕吐和神志症状，但仍考虑颅内压增高的可能性，建议去医院检查。

4月19日入院测颅内压210mmH₂O，确诊为病毒性脑炎，收住院，予阿昔洛韦、甘露醇、糖皮质激素等对症治疗。

二诊（4月20日）：患者发热，一度寒战，现微恶寒，无汗，枕、颞部头痛，枕部尤甚，身震颤，手抖，无项背强。纳寐差，小便稍不利，大便干硬，无心下痞，腹无满痛。体温38.9℃。

［辨证］此乃饮邪结聚太阳经腑，用桂枝去桂加茯苓白术汤后，心下停

饮略去，故症状稍有减轻。"膀胱足太阳之脉，起于目内眦，上额，交巅……其支者：从巅入络脑，还出别下项，循肩髆内，夹脊抵腰中，入循膂，络肾，属膀胱。"现饮聚脑腑未去，仍表现为太阳经腑不利、三焦失和、腑气不畅。西医虽用降颅压等措施，但症状尚未缓解。

[方药]葛根汤合大柴胡汤去大黄1剂（双解法侧重于经表）。

葛根15克、麻黄9克、桂枝6克、白芍6克、柴胡12克、黄芩9克、半夏9克、枳实9克、大枣3枚、生姜5片、炙甘草3克。

当日18：30服半剂，1小时后稍汗出，皮肤湿润，睡前又服半剂，半夜全身汗出，需更换衣物，后汗止，体温降至正常。

三诊（4月21日）：无发热恶寒，无头痛，头稍重，精神较前好转，稍倦怠，纳寐可，大便未解，小便正常。

[方药]上方减去麻黄，加大黄6克（后下），1剂（双解法侧重于焦腑）。

当日下午服药后，半夜大便解，质干硬。

四诊（4月22日）：大便虽下而干硬，小便不利。

[方药]大柴胡汤倍芍药加芒硝1剂，分二服。

药后3小时，大便解，质软成形，小便仍不利。

五诊（4月23日）：小便不利，头稍重，身倦，纳少，余无不适。

[方药]小柴胡汤合五苓散加葛根2剂。

服药后小便得利，头重减轻。又调理数日而愈。

葛根汤既治痉，又可引申治疗项背强、腰腿痛等，笔者时有用之。

（四）其他

笔者还曾用葛根汤治疗鼻渊、背冷闭经、清阳不升之失眠等。

医案9——鼻渊、鼻䴔案

患者，男，高中生。

初诊：患者患鼻渊多年，日夜鼻阻，鼻息未有通畅之时，鼻音重，时有浊涕，逢外感则加重。整日额上痛，头昏沉，学习无法集中精力。

[辨证]痰湿痹阻阳明经，清阳不升。

[方药]葛根汤加芎、芷、苍耳。

半月而愈。

医案10——背冷闭经案

患者，女，36岁，2019年5月9日就诊。

初诊：患者诉眩晕、背冷，肥胖，意欲中医调理减重。询之月经稀发

（去年 10 月后月经闭止，今年 2、3 月曾行人工周期 2 次。未主动告知，本不打算调经），脉沉。

[辨证] 诊为停饮，清阳不升，太阳、督脉经气不畅。

[方药] 泽泻汤合葛根汤，7 剂。

二诊： 1 周后患者神色焕然，面有泽。告之药后头晕已，背冷明显减轻，服药至第 4 剂月经来潮，经色由黑转深红，有块，量中等。

医案 11——不寐案

患者，女，56 岁，2022 年 2 月 23 日就诊。

初诊： 患者长期失眠，日间精神愈发不足，头昏，乏力，目涩，两腿酸沉。脉沉，苔白腻。

[辨证] 清阳不升。

[方药] 葛根汤。

葛根 30 克、麻黄 6 克、桂枝 6 克、白芍 12 克、大枣 15 克、生姜 15 克、炙甘草 6 克、独活 9 克、藿香 12 克，12 剂。每剂水煎分二服。嘱晨起和午休后各服药 1 次，夜间勿服。

二诊（3 月 2 日）：诸症改善，日有精神，夜间能眠。原血压偏高，服药前为 160/90mmHg 左右，服药期间低于 150/90mmHg。背部不舒，脉沉，苔白。

[方药] 改用升麻葛根汤加羌活、荷叶，仍是升清降浊之法。服药方法同前。

按：不寐，第二版《中医内科学》教材分作心脾血亏、阴亏火旺、心胆气虚、胃中不和证。一般临床多以养血安神、交通心肾等法治之。

人与天地相应，日出而作，日入而息，昼精夜暝，此本常态。大抵阳出于阴则寤，阳入于阴则寐。《类证治裁》谓："不寐者，病在阳不交阴也。"

然临床常见一类不寐患者，夜不能寐，昼不得精，即夜间抑制不下去，日间兴奋不起来。此为阴阳出入失调，清浊升降失司所致，多有脾虚湿困见症。一味安神无益，笔者按清阳不举辨治，多有效果。另可让患者日间增加一些活动。服药时间亦有讲究，分早上、午间二服，晚间则不宜服药，以免影响睡眠。

【应用要点】

1. 抓主证

据统计，本方证常见症状为项背强急、发热、恶寒、头痛、无汗、身痛、下利、呕吐、鼻塞等。[3]

2. 抓病机

本方证病机为邪犯太阳、阳明经表，经输不利；或内迫阳明之里。

笔者常用葛根汤治疗外感（胃肠型感冒）、鼻炎、急性肠胃炎、细菌性痢疾、肩颈痛等。

葛根黄芩黄连汤

◎ 太阳病，桂枝证，医反下之，利遂不止。脉促者，表未解也。喘而汗出者，葛根黄芩黄连汤主之。[35]（34）

葛根半斤　黄芩三两　黄连三两　甘草二两，炙

上四味，以水八升，先煮葛根，减二升，内诸药，煮取二升，去滓，分温再服。

葛根汤与葛根黄连黄芩汤异同如下。

1. 相同点　均可有发热下利。

2. 不同点　葛根汤证是发热、恶寒、无汗、下利，病机关键是太阳阳明经表之邪内迫大肠，二阳合病而以表实证为主，治疗重在解表；葛根黄芩黄连汤证是发热、喘、汗出、下利，病机关键是表邪内陷，里热气逆，治疗重用葛根从里达表，辅以芩、连清热止泻。

宋本（32）条"太阳与阳明合病者，必自下利，葛根汤主之"之后，有注语"用前第一方。一云，用后第四方"。

"用前第一方"，即葛根汤。陆渊雷《伤寒论今释》曰："原注一云用后第四方者，谓用葛根黄芩黄连汤。"《千金翼方》亦注云："一云用后葛根黄芩黄连汤。"盖二方皆治热利。无汗恶寒，表热盛者，宜葛根汤；汗出而喘，里热盛者，宜葛根芩连汤。

姚荷生亦认为：寒——葛根汤；热——葛根芩连汤。此二方可以治由表入里的腹泻，亦可治痢疾兼表者。[1]

《伤寒论》之"喘"有时指呼吸急促而言。本条喘且脉促，是邪气内陷，肺气不利之象，并非通常所说咳喘病。不过同门冯建春用葛根芩连汤治疗伤寒表证未解，邪陷阳明的下利伴咳喘之症，确有疗效。

麻黄汤

◎ 太阳病，头痛发热，身疼腰痛，骨节疼痛，恶风无汗而喘者，麻黄汤主之。[36]（35）

麻黄三两，去节　桂枝二两，去皮　甘草一两，炙　杏仁七十个，去皮尖

上四味，以水九升，先煮麻黄，减二升，去上沫，内诸药，煮取二升半，去滓，温服八合，覆取微似汗，不须啜粥，余如桂枝法将息。

本条即所谓"麻黄八证"，其中省略脉象。结合第[3]条，可将麻黄汤证归纳为发热恶寒、无汗、头身痛、脉浮紧。

笔者在北京冬春季流感季节，遇太阳伤寒证使用麻黄汤较多，是因其药少、力雄、价廉，就辛温解表剂而言，发汗解表之功力少有出其右者。

医案 12

一友，其妻、女患流感，同为太阳伤寒证，予麻黄汤 2 剂，皆一二服汗出即愈。随后本人亦染，症状相同，自将余药饮之而愈。2 剂愈 3 人。

麻黄系处方药，夜诊患者，取药有所不便。

【麻黄剂运用体会】

麻黄剂包括麻黄汤、大小青龙汤、麻杏甘石汤、越婢汤等，在此一并讨论。

《黄帝内经》云："其在皮者，汗而发之。"辛温发汗诸法，备见于《伤寒论》，尤其麻黄、桂枝、葛根三方，孙思邈谓："凡疗伤寒，不出之也。"目前辛凉解表大行其道，辛温发汗反受冷落。其实辛温、辛凉各有所主，二者不可偏废。以下是笔者临床运用体会。

（一）北京冬季流感证治

流感是最常见的疫病。1998 年底发生于北京的甲型流感，是几十年来流行较广、发病率较高的一次流感。患者普遍表现为恶寒、高热、周身疼痛、无汗。其他伴见症状有头痛、咳嗽、鼻塞流涕等，脉多浮弦紧数。有些患者或有咽干、咽痛，但大都不伴有咽喉红肿。发病早期，患者表现出典型的太阳伤寒证。根据辨证，选用麻黄剂化裁。经治患者数百例，大多数患者服药 1 至 2 次即汗出热退，约八成患者服药后 24 小时内体温降至正常，仅少数患者需服药 2 剂。1998 年至今，笔者用此法治疗了大量流感患者，疗效迅捷可靠。

值得讨论的是，1998 年所拟麻黄发表方 7 味药中含有贯众，2001 年冬北京再次遇到相似流感袭击时，笔者考虑到贯众味苦微寒，用于风寒表证并不符合中医理法，故于方中去掉。经临床观察，疗效未受影响，仍能通过发汗达到迅速退热，解除表证的功效。

事后，检阅 1998 年和 2001 年的记录资料，对 7 味方（含贯众）和 6 味方（不含贯众）的疗效做了一下粗略对比。采用 U 检验、卡方检验，结果表明，两组患者服药前体温、2 日内退热有效率、有效病例退热天数之间均无显著性差异（$P > 0.05$）。

表 6　两组退热情况比较

分组	例数（例）	服药前体温（℃，$\bar{x} \pm s$）	2日内退热有效例数［n（%）］	有效病例退热天数（天，$\bar{x} \pm s$）
含贯众组	61	39.1 ± 0.8	59（96.7）	1.37 ± 0.91
不含贯众组	38	39.2 ± 0.6	37（97.4）	1.54 ± 0.75

该统计将服药后 24 小时以内退热者皆粗略记为 1 天，实际上大多数患者是在服药后 2~12 小时内退热。

贯众味苦微寒，有清热解毒之功，若用于风寒表证或寒疫，不符合辨证论治原则。实践表明，对于流感属风寒表实证者，不用贯众，疗效并不受影响。笔者认为，中医治疗流感的机制并不是直接抑制或灭活病毒。目前，在许多防治流感的中药新药中加入贯众。这种基于现代药理研究的考量值得商榷。④

按：麻黄发表汤（麻黄 9 克、杏仁 9 克、石膏 30 克、羌活 9 克、苏叶 9 克、甘草 6 克，浓煎为 100 毫升，装瓶封口，分 3 次服），可作为医院制剂用于批量患者。有条件时，仍以一人一方为宜。

（二）"空调伤寒"证治

"空调伤寒"的形成：刘渡舟老师认为，暑热难捱，时人贪凉取冷，制冷设备应运而生。空调机一开，飒飒冷风扑面而来，沁人肌肤，暑汗顿消。然则非其时有其气，有些人难免会患空调病。因其常表现为恶寒、发热、身痛、无汗、气喘、脉浮弦或浮紧、舌苔白润，与伤寒表实的麻黄八证极为相似，故称其为"空调伤寒"，以资与正令伤寒相区别。⑤

由此可明确：①夏天也有伤寒。②"空调伤寒"在病机和临床表现上与正令伤寒略同，自当参照伤寒论治，而医治伤寒，首推非麻黄剂莫属。

然而患者发病初期本当发汗透表时，却采用了物理降温或寒凉解毒等法，致使阳气怫郁不得越，形成外寒内热格局者为多，常见缘缘面赤、烦躁、气喘等症，治疗上多采用大青龙汤或越婢汤加减。

有部分患者，外伤于寒，内伤饮冷，则易夹湿、夹饮。其兼饮邪者，渴饮呕利、舌苔滑润，用越婢汤合桂苓甘露饮；兼湿邪者，头重身困、肢节烦痛、苔白而腻，用越婢汤合麻杏薏甘汤。还有些患者郁热较甚，伴有咽赤、咽痛，则以麻杏甘石汤中加入连翘、金银花、芦根等味。

经辨证论治后，速者一两个小时即得汗出，体温开始下降，一般6~18小时体温降至正常，身和病愈。但若兼夹湿邪或饮邪者，降温过程则需2~4天。这与湿性黏滞的特点有关。

另如暑季冒雨涉水、寒处作业等，俱可使人罹患伤寒，同样应以伤寒论治。

【心得】

（1）用于解表，麻黄宜生用，取其发散之力。用量应视寒邪轻重、禀赋强弱而定，一般用6~9克。1剂药嘱分作三服，"覆取微似汗"。服后若不得汗出，或虽汗出而不畅，可间隔两三小时再服；得畅汗淋漓，或持续小汗至邪已透出，则停后服。一般体质强壮、初患病者，宜大剂峻汗，一汗而解；年老体质偏弱，或病已迁延数日者，则宜小剂取汗，使表邪缓缓随汗而解。

经验所及，用麻黄汤和桂枝汤后出汗方式多有不同。太阳中风用桂枝汤或可絷絷然小汗出；而太阳伤寒证因寒邪凝滞收引，郁闭较重，壮人不易取汗，而一旦得汗，则多为畅汗、大汗，寒邪方得以祛尽。

（2）对于高血压、心脑血管病和老年患者，麻黄应慎用。观察发现，部分伴有轻、中度高血压的外感病例，服药过程中并未见有血压明显增高。

其实，除老弱阳虚、阴虚血燥等当审慎行事外，麻黄确是一味比较安全，且疗效迅捷可靠的良药，就看是否用得其所了。

（3）用药时机：一般以体温达到峰值时用药为宜，亦需灵活对待。《孙子兵法·军争》载："故善用兵者，避其锐气，击其惰归。"《素问·疟论》载："无刺熇熇之热，无刺浑浑之脉，无刺漉漉之汗……方其盛时必毁，因其衰也，事必大昌。"

（4）凡寒邪束表，郁闭较重者，药后欲汗前，体内阳气得药力相助与邪气相搏，令人发烦，或欲去衣被，此时可助以热饮。个别汗欲出不能者，常参考［25］（24）条"初服桂枝汤，反烦不解者，先刺风池、风府"之法，按揉患者太阳、风池等穴，疏通经脉，促使汗出。

（5）表寒证自当解表散寒，今医动辄清解冰敷，致寒凝热伏，迁延不愈者多矣。白散方后注亦云："身热，皮粟不解，欲引衣自覆，若以水渍之、洗之，益令热却不得出，当汗而不汗则烦。"

（6）发汗解表以汤剂为佳，曾试过颗粒免煎剂，效果较差。《伤寒论·辨可发汗病脉证并治》亦云："凡云可发汗，无汤者，丸散亦可用，要以汗出为解，然不如汤随证良验。"

附：还魂汤

《金匮要略·杂疗方》载："救卒死、客忤死，还魂汤主之。"书中载还魂汤方为"麻黄三两，去节　杏仁七十个，去皮、尖　甘草一两，炙"，即麻黄汤去桂枝。

《备急千金要方》还魂汤中用桂心二两，即麻黄汤去桂枝易桂心。书中载："还魂汤主卒感忤，鬼击飞尸，诸奄忽气绝，无复觉，或已死绞，口噤不开，去齿下汤，汤入口不下者，分病人发左右，捉踏肩引之，药下复增，取尽一升，须臾立苏方。"

张璐《千金方衍义》载："此即《伤寒论》太阳例中麻黄汤，以桂心易桂枝入肝以招其魂；麻黄入肺以通其魄；杏仁入络以降其逆；甘草入腑以缓其暴，暴逆散而魂魄安矣。"笔者据此用以治疗清阳不举之多眠、失眠。

医案13

患者，女，30余岁。

初诊：患者诉失眠，询之夜不眠，昼不精，屡服中西安神、镇静药。

[方药] 用还魂汤，嘱晨、午各1服，晚间勿用。

药后日间精力好转，夜间睡眠亦有改善。

医案14

患者，女，年已七旬。

初诊：患者嗜眠，每日夜睡十几个小时犹感困顿，头昏不爽。

[方药] 予还魂汤合升麻葛根汤加减而效。

大、小青龙汤

◎ 太阳中风，脉浮紧，发热恶寒，身疼痛，不汗出而烦躁者，大青龙汤主之。若脉微弱，汗出恶风者，不可服之。服之则厥逆，筋惕

肉瞤，此为逆也。[39]（38）

麻黄六两，去节　桂枝二两，去皮　甘草二两，炙　杏仁四十枚，去皮尖
生姜三两，切　大枣十枚，擘　石膏如鸡子大，碎

上七味，以水九升，先煮麻黄，减二升，去上沫，内诸药，煮取
三升，去滓，温服一升，取微似汗。汗出多者，温粉粉之。一服汗者，
停后服；若复服，汗多亡阳，遂虚，恶风烦躁，不得眠也。

一般将本条大青龙汤证的病机解释为外寒里热，以方中有石膏除烦故
也。但须注意，这种"里热"与白虎汤证决然不同。"不汗出而烦躁"，烦热
因寒闭于表、阳郁于内而生，其寒邪凝滞程度较麻黄汤证益甚，故方中麻
黄用至六两，倍于麻黄汤，堪称发汗峻剂。得汗出则烦热自除。方后注云：
"汗出多者，温粉粉之。一服汗者，停后服；若复服，汗多亡阳。"种种告
诫，亦为麻黄汤方后所不言也。

卫气出于下焦，刘渡舟老师讲误用大青龙有"拔肾阳"之虞，可能导致
亡阳虚脱，虚人禁用，对老年人犹当慎用。对"服之则厥逆，筋惕肉瞤"者，
喻嘉言主张"以真武汤救之"（《尚论张仲景伤寒论重编三百九十七法》）。

孙思邈《千金翼方·伤寒上》载："夫寻方之大意，不过三种：一则桂
枝，二则麻黄，三则青龙。此之三方，凡疗伤寒不出之也。"宋以后多有诠
释，演绎为风伤卫、寒伤营、风寒两伤营卫。明·方有执《伤寒论条辨》称
之为"三纲鼎立"。

医案 15——太阳伤寒重症

患者，男，中年，2006 年 1 月 24 日就诊。

初诊：患者平时任重操劳，着凉后出现高热、恶寒、头痛、周身骨节俱
痛、咳嗽、咽痛、烦躁，人与之言则心烦甚。视其面赤，痛苦貌，脉紧数，
舌苔白。住院后对症治疗，服解热药出汗，体温暂降，而身痛不减，数小时
后体温复升，至五六日仍反复高热不已。因临近春节（1 月 29 号），邀笔者
会诊以求尽快取效。

［辨证］麻黄证俱在，且烦躁明显。此寒邪郁闭忒甚，营卫凝滞，阳气
怫郁不得越。辨为太阳伤寒证。

［方药］用大青龙汤，1 剂分三服。

药后得汗，1 剂尽而一身疼痛俱除，体温接近正常。第 2 剂未服完，见
体温已正常，加之患病 1 周消耗很大，遂停服，改方调养 2 日后出院。

此例给人启示，太阳伤寒重症，用西药解热剂虽汗出而邪不去、病不
解，中药发汗解表则邪随汗解。中、西医发汗机制及效果大有不同，个中道

理值得玩味。

◎伤寒，脉浮缓，身不疼，但重，乍有轻时，无少阴证者，大青龙汤发之。[40]（39）

注家多歧见，云此为"伤寒见风脉"。尤怡认为，"大青龙证，其辨不在营卫两病，而在烦躁一证，其立方之旨，亦不在并用麻桂，而在独加石膏"。老师认为其观点与临床实际较为贴切，有可取之处。

笔者以为此条可与《金匮要略》治溢饮互参，作寒饮水气或寒湿之气郁于肌表解，较妥。《金匮要略·痰饮咳嗽病脉证并治》载："饮水流行，归于四肢，当汗出而不汗出，身体疼重，谓之溢饮。""病溢饮者，当发其汗，大青龙汤主之，小青龙汤亦主之。"

◎伤寒表不解，心下有水气，干呕，发热而咳，或渴，或利，或噎，或小便不利，少腹满，或喘者，小青龙汤主之。[41]（40）

麻黄去节　芍药　细辛　干姜　甘草炙　桂枝各三两，去皮　五味子半升　半夏半升，洗

上八味，以水一斗，先煮麻黄，减二升，去上沫，内诸药，煮取三升，去滓，温服一升。

若渴，去半夏，加栝楼根三两；若微利，去麻黄，加荛花，如一鸡子，熬令赤色；若噎者，去麻黄，加附子一枚，炮；若小便不利，少腹满者，去麻黄，加茯苓四两；若喘，去麻黄，加杏仁半升，去皮尖。

《神农本草经》谓干姜主"胸满，咳逆上气"；细辛主"咳逆"；五味子"益气，咳逆上气"；半夏"下气"。此4味皆为仲景治寒饮射肺咳喘之重要配伍。

若水饮阻遏阳气而兼烦躁者，用《金匮要略》小青龙加石膏汤。

《刘渡舟伤寒论讲稿》中提到望水色、水斑、水气，是刘渡舟老师独到发明，屡验于临床，不可轻之。

方后5种加减法，宋本质疑若利、若喘二种，因"荛花不治利，麻黄主喘，今此语反之，疑非仲景意"。"若渴，去半夏，加栝楼根"：同小柴胡汤加减。"若噎者，去麻黄，加附子"：噎，方有执谓"水寒窒气也"，阳虚水盛，不当用麻黄，而与少阴篇[338]（324）条"若膈上有寒饮，干呕者，不可吐也，当温之，宜四逆汤"相类。"若小便不利，少腹满者，去麻黄，加茯苓"：麻黄虽有开鬼门、洁净府之功，但据临床观察，有些人（男性年老者居多）

服麻黄后，小便反不通。

桂枝加厚朴杏子汤

◎太阳病，下之微喘者，表未解故也，桂枝加厚朴杏子汤主之。
［44］（43）

桂枝三两，去皮　甘草二两，炙　生姜三两，切　芍药三两　大枣十二枚，擘　厚朴二两，炙，去皮　杏仁五十枚，去皮尖

上七味，以水七升，微火煮取三升，去滓，温服一升，覆取微似汗。

厚朴、杏仁同用还见于《金匮要略·肺痿肺痈咳嗽上气病脉证治》厚朴麻黄汤治"咳而脉浮"。《备急千金要方》卷十八载："咳而大逆，上气胸满，喉中不利如水鸡声，其脉浮者，厚朴麻黄汤方。"

蒲辅周治感受风寒，反用辛凉（麻杏甘石汤、银翘散），以致表郁邪陷，肺卫不宣的腺病毒肺炎患儿，据高热无汗、咳而喘满、面青足凉、唇淡舌淡、苔灰白、脉浮滑不数等寒象，知其为风寒犯肺，营卫不和。用桂枝加厚朴杏子汤加前胡、僵蚕，调和营卫，透邪出表。1剂而得微汗，热降喘减，病见转机。⑥

表证未解宜汗

◎太阳病，外证未解，脉浮弱者，当以汗解，宜桂枝汤。［43］（42）
◎太阳病，外证未解，不可下也，下之为逆。欲解外者，宜桂枝汤。［45］（44）

日本汉方家奥田谦藏将"太阳病，外证未解，不可下也"转注为"太阳病，外证未解，不可冰也"，可取。冰伏寒凝，表证之大忌也。

◎太阳病，先发汗不解，而复下之，脉浮者不愈。浮为在外，而反下之，故令不愈。今脉浮，故在外，当须解外则愈，宜桂枝汤。［46］（45）

［43］（42）~［46］（45）条言外证未解，当以汗解，下之为逆。

◎二阳并病，太阳初得病时，发其汗，汗先出不彻，因转属阳明，续自微汗出，不恶寒。若太阳病证不罢者，不可下，下之为逆，如此可小发汗。设面色缘缘正赤者，阳气怫郁在表，当解之熏之。若

发汗不彻，不足言，阳气怫郁不得越，当汗不汗，其人躁烦，不知痛处，乍在腹中，乍在四肢，按之不可得，其人短气，但坐以汗出不彻故也，更发汗则愈。何以知汗出不彻？以脉涩故知也。［49］（48）

治疗发生于 2009 年 9 月的甲型 H1N1 流感时，笔者据发热、微渴、不恶寒等症状，辨为太阳温病［参见第（6）条］。所见患者大都无汗、周身酸楚、脉数或稍紧，又面色多红，甚至缘缘面赤，涉及阳明经表。由此想到本条所云"阳气怫郁不得越"，即按温邪外束，阳郁不伸论治。取"设面色缘缘正赤者，阳气怫郁在表，当解之……发汗则愈"之理，自拟流感方，即以银翘散合升降散加减，冠以麻黄为君药，每剂分为三服。一般轻症患者服药后，均在 2~12 小时内汗出热退。

医案 16

患者，16 岁。上午就诊，予自拟流感方——银翘散合升降散加减。中午服药，药后 2 小时得汗病解，下午照常去打篮球。

《神农本草经》谓麻黄治"中风，伤寒头痛，温疟，发表出汗，去邪热气"，可见麻黄不仅可用于伤寒，亦可用于部分温邪在表者。

笔者常以此法治疗乳蛾、麻疹初起，证属温热郁表或兼寒邪外束（俗称"寒包火"）者，一般只需 1 剂，得汗后即减去麻黄，续服二三剂即愈。

曹颖甫门人姜佐景云："吾师遇麻疹病之遏伏甚而不透发者，且用麻黄汤（麻疹之顺者可勿服药，服药而误，反易偾事）。"（《经方实验录》）

附：参加"中医防治甲型 H1N1 流感研讨会"体会

中华中医药学会内科分会于 2010 年 1 月 30 日在京举办"中医防治甲型 H1N1 流感研讨会"，从各家报告来看，大多数病例属轻症患者，邪气在表，传变较少，容易治愈。

有数份报告提到，北京地区进入 10 月后，重症患者增多，死亡病例亦相应增加。笔者亦观察到，进入 10 月下旬后，患者退热时程延长。考虑己丑年太阳寒水在泉，遂在处方中加入羌活、苏叶，以加强解表发汗之力，缩短退热时程。

对他人所报道的部分重症病例，笔者认为除患者个体原因外，可能尚有失治、误治因素。所谓失治，是指延误治疗，主要是指患病早期未能及时解散表邪。所谓误治，主要是指表证阶段过用寒凉解毒之品，致使寒凝冰伏，邪气不能外解而入里。清代刘奎在《松峰说疫》中曾诫云"治瘟疫慎用古方大寒剂"。

因此，患病早期即表证阶段充分解表至为重要。笔者用麻黄解表，取汗迅捷，其余银、翘、蝉蜕、薄荷等，虽性凉而多为轻宣之品，无寒凝之弊。

中医治疗外感病，讲究导邪外达，病势以外出为顺。若在初起即用寒凉，则有寒凝冰伏、邪毒内陷之虞。

阴阳自和

◎ 凡病，若发汗，若吐，若下，若亡血，亡津液，阴阳自和者，必自愈。[59]（58）

前贤对此条多以误治或自愈为释，未能彰明其精义。笔者认为，此条可作为全书论治总纲。

"和"是中医学的精髓，中医学的基本出发点和理想目标是达到阴阳和谐的最高境界。

就"和"字而言，不能理解为绝对的静止或平衡。《说文解字》曰："和，相应也"；"龢，调也"；"盉，调味也"。杨树达[⑦]云："乐调谓之龢，味调谓之盉，事之调适者谓之和，其义一也。"可见"和"是适合，是恰到好处之意。"和""调"二字在医籍中经常作为同义词相提并论，它们既可表示一种平衡和谐的状态，又可表示调节的动态过程。《素问·至真要大论》云："谨察阴阳所在而调之，以平为期。"《伤寒论》云："阴阳自和者，必自愈。"二者都明确告诉我们，只有通过自身或治疗调和，才能得到和谐的结果。

人体是一个自组织系统，所谓"自和功能"，是指机体有自卫与调节功能。其在生理情况下表现为对外界环境的适应和保持体内的协调平衡，在病理情况下表现为抗病能力或自愈趋向，在治疗中则转化为一定的效应。虽其表现形式多种多样，最终都归结于维护自身的阴阳和谐这一点上。

对于所有疾病来说，其最终能否痊愈，要看机体是否恢复了阴阳和谐。由该条所言"和"与"愈"的内在关系可以推知：和则愈，不和则不愈；能够自和者，必自愈，倘若不能自和者，必不能自愈。机体本身具有自和功能，可以自行调整、自行修复而使病愈。但倘若不能自和者，则应积极采用攻、补、调、养等手段，创造对机体有利的条件，促其向和的方向转化。联系下文诸多条内容来看，仲景在强调机体有自和功能的同时，也暗示了对不能自和者应给予适当治疗的必要性。

由于治疗手段必须通过机体才能发挥作用，而且使用不当易伤正气，故在医护工作中，应始终重视保胃存津，以保护并充分发挥机体本身功能，达到愈病目的。[⑧]

自［60］（59）条始，仲景以若汗、若下、若吐后出现变证的方式，介绍了干姜附子汤、桂枝新加汤、麻杏甘石汤、桂枝甘草汤、苓桂甘枣汤、厚姜半甘参汤、苓桂术甘汤、芍药甘草附子汤、茯苓四逆汤、调胃承气汤、五苓散、栀子豉汤、栀子厚朴汤、栀子干姜汤、真武汤等。这些方证的论述，体现了随证治之的辨证精神，可以出现在误治之后，但不限于此。

《伤寒论》中有关"自愈"的条文比比皆是，如：［9］（8）条"太阳病，头痛至七日以上自愈者，以行其经尽故也。若欲作再经者，针足阳明，使经不传则愈"。［24］（23）条"太阳病，得之八九日……脉微缓者，为欲愈也……面色反有热色者，未欲解也，以其不能得小汗出，身必痒，宜桂枝麻黄各半汤"。［50］（49）条"脉浮数者，法当汗出而愈。若下之，身重心悸者，不可发汗，当自汗出乃解。所以然者，尺中脉微，此里虚。须表里实，津液自和，便自汗出愈"。对于不能自愈者，后世有医家主张用小建中汤扶中补虚、调和营卫。

以汗衄为例，阳气受寒邪郁遏会导致以下几种情况。

（1）轻者自愈，如［48］（47）条衄以代汗，"太阳病，脉浮紧，发热，身无汗，自衄者愈"；［57］（56）条"若头痛者，必衄"。

（2）较重者服汤得汗可愈，如［56］（55）条汗以代衄，"伤寒脉浮紧，不发汗，因致衄者，麻黄汤主之"。

（3）甚重者服汤尚不得汗，衄乃解（衄以代汗，抑或继衄而得汗），如［47］（46）条"太阳病，脉浮紧，无汗，发热，身疼痛，八九日不解，表证仍在，此当发其汗。服药已微除，其人发烦目瞑，剧者必衄，衄乃解。所以然者，阳气重故也。麻黄汤主之"。

干姜附子汤

◎下之后，复发汗，昼日烦躁不得眠，夜而安静，不呕、不渴、无表证，脉沉微，身无大热者，干姜附子汤主之。［62］（61）

干姜一两　附子一枚，生用，去皮，切八片

上二味，以水三升，煮取一升，去滓，顿服。

此条以下，多以治不对病、治不得法而出现变证的方式呈现。临证不拘泥于"变证"与否，而以审证察机为要，依证制方。

《伤寒论·伤寒例》载："伤寒之病，逐日浅深，以施方治。今世人伤寒，或始不早治，或治不对病，或日数久淹，困乃告医，医人又不依次第而治之，则不中病。皆宜临时消息制方，无不效也。"

此方干姜少四逆汤半两，但"顿服"较四逆汤"再服"实际剂量为重。四逆汤"建功姜附为良将，将将从容藉草匡"（《长沙方歌括》），是以炙甘草为君，陈元犀按："生附子、干姜，彻上彻下，开辟群阴，迎阳归舍，交接十二经，为斩旗夺关之良将，而以甘草主之者，从容筹划，自有将将之能也。"干姜附子汤无甘草之恋缓，而有单刀直入之力，宜暂服观之，不宜久服。

桂枝加芍药生姜各一两人参三两新加汤

◎发汗后，身疼痛，脉沉迟者，桂枝加芍药生姜各一两人参三两新加汤主之。[63]（62）

桂枝加芍药生姜各一两人参三两新加汤临床用于营卫气血不足、经筋失养痹阻之身痛。笔者常用其治疗虚人伤风、产后身痛等。

麻黄杏仁甘草石膏汤

◎发汗后，不可更行桂枝汤，汗出而喘，无大热者，可与麻黄杏仁甘草石膏汤。[64]（63）

◎下后，不可更行桂枝汤，若汗出而喘，无大热者，可与麻黄杏仁甘草石膏汤。[170]（162）

麻黄四两，去节　杏仁五十个，去皮尖　甘草二两，炙　石膏半斤，碎，绵裹

上四味，以水七升，煮麻黄，减二升，去上沫，内诸药，煮取二升，去滓，温服一升。

李宇铭据"病人身大热，反欲得衣者，热在皮肤，寒在骨髓也"，认为"大热"是热在肤表之象。"无大热"且"不可更行桂枝汤"，说明已无表证。[9]

肺司呼吸，能宣能降。据《神农本草经》载，麻黄、杏仁俱主"咳逆上气"，而麻黄"发表"，杏仁"下气"，是一宣一降也，故能治肺气壅滞之咳喘。二者与石膏共用，兼清肺热。

本方甚为常用，经方医生、温病医生皆用之。现多用于外感热病、肺热咳喘，如流感、肺炎等。有畏惧麻黄者亦用此方，不过麻黄必炙，则平喘犹可，但用量小，宣肺发表洵不足矣。

麻杏甘石汤堪称良方，人皆习用。

【麻黄、石膏用量比较】

麻杏甘石汤、大青龙汤、小青龙加石膏汤、越婢汤中麻黄与石膏用量比较见表 7。

表 7　麻杏甘石汤、大青龙汤、小青龙加石膏汤、越婢汤中麻黄与石膏用量比较

方剂	麻黄（两）	石膏（两）
麻杏甘石汤	四	八
大青龙汤	六	如鸡子大
小青龙加石膏汤	三	二
越婢汤	六	八

麻杏甘石汤方中麻黄、石膏用量为 1 : 2，大青龙汤为 1 : 1.1（麻黄折约 83 克，石膏如鸡子大称约 92 克[⑩]），小青龙加石膏汤为 3 : 2，越婢汤为 3 : 4。

桂枝甘草汤

◎发汗过多，其人叉手自冒心，心下悸，欲得按者，桂枝甘草汤主之。[65]（64）

桂枝四两，去皮　甘草二两，炙

上二味，以水三升，煮取一升，去滓，顿服。

◎未持脉时，病人手叉自冒心。师因教试令咳，而不咳者，此必两耳聋无闻也。所以然者，以重发汗，虚故如此。[76]（75）

以手扪心前来就医者确实见过几例，可见仲景之言不虚。其中有 1 例先有听力下降，与悸非同时出现。"心寄窍于耳"，心气不足，可加重耳聋。

桂枝甘草汤温助心阳，用之有效。因患者心动悸，笔者一般加龙骨、牡蛎镇摄之，即桂甘龙牡汤，或合用生脉散以养心。

茯苓桂枝甘草大枣汤

◎发汗后，其人脐下悸者，欲作奔豚，茯苓桂枝甘草大枣汤主之。[66]（65）

茯苓半斤　桂枝四两，去皮　甘草二两，炙　大枣十五枚，擘

上四味，以甘澜水一斗，先煮茯苓，减二升，内诸药，煮取三升，

去滓，温服一升，日三服。

作甘澜水法：取水二斗，置大盆内，以杓扬之，水上有珠子五六千颗相逐，取用之。

本方在苓桂剂群中剂量最重。笔者治水气上冲，重用苓桂镇水时仿此用量，但尚未用过原方。

茯苓桂枝白术甘草汤

◎伤寒，若吐若下后，心下逆满，气上冲胸，起则头眩，脉沉紧，发汗则动经，身为振振摇者，茯苓桂枝白术甘草汤主之。[68]（67）

茯苓四两　桂枝三两，去皮　白术　甘草各二两，炙

上四味，以水六升，煮取三升，去滓，分温三服。

茯苓桂枝白术甘草汤是苓桂剂的代表方，常用加减法见《刘渡舟伤寒论讲稿》75 页。

《伤寒论》治心阳受损所致心悸、烦躁、惊狂、奔豚，多用桂甘、苓桂剂。其一是因寒伤阳，其二是针对心之特性。

《素问·六节藏象论》载："心者，生之本，神之变也……为阳中之太阳，通于夏气。"心主血脉与神志，均与心阳的主导功能有关。凡伤伐心之阳气者，如发汗太过、过服苦寒、禀赋虚弱、年老阳虚等，均可导致心阳虚而生心悸，表现为叉手自冒心、体疲无力、少气懒言、脉来缓弱等，可用桂枝甘草汤治疗，甚者心神不敛，心悸而烦躁者，可用桂枝甘草龙骨牡蛎汤治疗。若心阳不振，兼有水饮邪气凌犯心阳者，可见气从心下上冲心胸，导致心悸胸满、短气眩晕、脉沉弦、舌苔水滑，治当温养阳气、降逆平冲，方用苓桂术甘汤。对心阴阳两虚所致脉结代、心动悸者，用炙甘草汤。

《神农本草经》谓茯苓主"胸胁逆气，忧恚惊邪恐悸，心下结痛，寒热烦满，咳逆，口焦舌干，利小便"。茯苓出松树根下，吸阴纳阳，升清降浊，功在中土而交通心肾。

活血化瘀法是目前临床治疗心脏病的常用方法之一。但心为阳中之太阳，心阳不足或兼水饮的心脏病，宜用桂甘、苓桂剂，以"温药和之"。凡见心脏疾患而必称"活血化瘀"者，非中医辨证之道。

厚姜半甘参汤

◎发汗后，腹胀满者，厚朴生姜半夏甘草人参汤主之。[67]（66）

腹胀满有虚实之别。六腑以通为用，无论是燥热结实、宿食燥屎、水饮等有形邪气，还是气滞、湿热等无形邪气阻滞肠道，抑或是气虚推动无力，津虚舟楫难行，都会造成腑气不通（畅）。《金匮要略·腹满寒疝宿食病脉证治》谓"病者腹满，按之不痛为虚，痛者为实"，是鉴别要点。

◎厚朴生姜半夏甘草人参汤方

厚朴半斤，炙，去皮　生姜半斤，切　半夏半升，洗　甘草二两　人参一两

上五味，以水一斗，煮取三升，去滓，温服一升，日三服。

方中药量行滞重于补虚，即所谓"七消三补"。实际应用时，可根据患者虚中夹实的程度适当调整比例，七三倒挂甚至基本用补也无不可，即塞因塞用法。

笔者常用厚姜半甘参汤治疗胃肠手术后不完全肠梗阻、老年腹胀便秘等属脾虚气滞者。伴呕吐者，可加伏龙肝、代赭石，枳壳、苏梗、砂仁等亦酌情加入；伴鼓胀者，常加二丑、大腹皮、焦槟榔等。

医案17——胃癌术后不完全肠梗阻

刘女，26岁，2007年12月19日就诊。

初诊：胃癌根治术后1个月，近1周胃脘痞满，食不下。现行胃肠减压，每天引出胃液1000~2000毫升。身体羸瘦，面白，少神，脉细，舌淡苔白。

［辨证］脾胃虚弱，运化无力，胃失和降。

［方药］半夏10克、党参20克、厚朴10克、生姜30克、炙甘草5克、代赭石20克、苏梗10克、枳壳10克、砂仁5克，6剂。每剂分2次胃管注入并夹闭1小时。配合针刺。

2007年12月26日：服药并予针刺治疗后，次日起痞满逐渐缓解。近3天已进少量流食。面色稍泽，有神。

医案18——反复肠梗阻

岑妪，76岁，2007年8月31日就诊。

初诊：近三四年来，患者肠梗阻反复发作7次，发则腹满痛。近又发病，腹胀满而大便不畅，体胖，脉细缓，舌边齿痕，苔白。

［辨证］老年人行动不便，久坐或卧，脾胃气虚，运化乏力。

［方药］厚朴10克、生姜15克、半夏12克、党参15克、炙甘草3克、

木香 6 克，3 剂。

药后有效，腹仍稍胀满。上方加苏梗 10 克、砂仁 10 克。

10 月 3 日再次发病，大便不通，上方加麻仁、酒军。

迄今十多年来，偶因饮食不节而发病，家中自备厚姜半甘参汤处方，需要时自取 2 剂煎服即愈。

医案 19——便秘

齐翁，80 岁，2009 年 10 月 15 日就诊。

初诊： 肺癌患者，长期排便困难，需用导、泻剂，腹满，舌淡苔白。

［方药］厚朴 10 克、党参 15 克、半夏 12 克、生姜 15 克、炙甘草 6 克、苏梗 10 克，6 剂。

药后即可自主排便。

芍药甘草附子汤

◎发汗，病不解，反恶寒者，虚故也，芍药甘草附子汤主之。[69]（68）

芍药　甘草各三两，炙　附子一枚，炮，去皮，破八片

上三味，以水五升，煮取一升五合，去滓，分温三服。

方中芍药、甘草用量较芍药甘草汤各少一两。

笔者常用芍药甘草汤治疗下肢拘挛疼痛、筋痹等，若兼见下肢畏寒，遇冷加重者，则以芍药甘草附子汤为佳。

医案 20——腰痛

丁妪，65 岁，2020 年 5 月 13 日就诊。

初诊： 患者腰痛多年，近加重，牵及两腿，活动不便，膝冷，脉稍弦，舌苔白。

［方药］芍药甘草附子汤。

芍药 30 克、甘草 9 克、附子 9 克、独活 9 克，7 剂。

1 周后其子告知，甫服 1 剂即效，药尽腰痛已明显缓解，膝冷亦减轻。

茯苓四逆汤

◎发汗，若下之，病仍不解，烦躁者，茯苓四逆汤主之。[70]（69）

茯苓四两　人参一两　附子一枚，生用，去皮，破八片　甘草二两，炙

干姜一两半

上五味，以水五升，煮取三升，去滓，温服七合，日二服。

四逆汤冠名茯苓者，以其症见烦躁也。《神农本草经》谓茯苓主"胸胁逆气，忧恚惊邪恐悸，心下结痛，寒热烦满，咳逆，口焦舌干，利小便"；人参主"补五脏，安精神，定魂魄，止惊悸，除邪气"。是以参苓合用，可以补虚、安神、除烦。

此烦躁与［62］（61）条干姜附子汤证性质相近，皆阳虚阴盛之象，不过尚未达到"昼日烦躁不得眠"的程度。尤怡《伤寒贯珠集》载："发汗若下，不能尽其邪，而反伤其正，于是正气欲复而不得复，邪气虽微而不即去，正邪交争，乃生烦躁，是不可更以麻、桂之属逐其邪，及以栀、豉之类止其烦矣。是方干姜、生附之辛，所以散邪；茯苓、人参、甘草之甘，所以养正。乃强主弱客之法也。"

五苓散

◎太阳病，发汗后，大汗出，胃中干，烦躁不得眠，欲得饮水者，少少与饮之，令胃气和则愈。若脉浮，小便不利，微热消渴者，五苓散主之。［72］（71）

猪苓十八铢，去皮　泽泻一两六铢　白术十八铢　茯苓十八铢　桂枝半两，去皮

上五味，捣为散，以白饮和服方寸匕，日三服，多饮暖水，汗出愈，如法将息。

◎脉浮，小便不利，微热消渴者，宜利小便，发汗，五苓散主之。（十三·4）

◎中风发热，六七日不解而烦，有表里证，渴欲饮水，水入则吐者，名曰水逆，五苓散主之。［75］（74）

◎渴欲饮水，水入则吐者，名曰水逆，五苓散主之。（十三·5）

以上引《金匮要略》两条，省去"太阳病""中风发热"等字，可知五苓散既可治外感，又能医杂病。

◎发汗已，脉浮数，烦渴者，五苓散主之。［73］（72）

◎伤寒，汗出而渴者，五苓散主之；不渴者，茯苓甘草汤主之。［74］（73）

◎太阳病，寸缓关浮尺弱，其人发热汗出，复恶寒，不呕，但心下痞者，此以医下之也……渴欲饮水，少少与之，但以法救之。渴者，

宜五苓散。[256]（244）

◎霍乱，头痛发热，身疼痛，热多欲饮水者，五苓散主之；寒多不用水者，理中丸主之。[402]（386）

由气化失常所致的渴而饮水不解，是五苓散适用指征之一，亦是与其他口渴病证的鉴别要点。

◎假令瘦人脐下有悸，吐涎沫而癫眩，此水也，五苓散主之。（十二·31）

【主治】

（1）太阳蓄水证。如消渴、小便不利、水逆等。

（2）水痞。刘渡舟老师常于方中加生姜、枳实，寓茯苓饮之意。

（3）水痫。

（4）热病。《备急千金要方》载："主时行热病，但狂言烦躁不安……"

《三因极一病证方论》载："治伏暑饮热，暑气流于经络，壅溢发衄。"又言："己未年，京师大疫，汗之死，下之死，服五苓散遂愈。此无他，温疫也。"

【五苓散衍生方】

1. 茵陈五苓散（《金匮要略》） 治黄疸病湿重于热者。

2. 桂苓甘露饮（《宣明论方》） 五苓散加石膏、寒水石、滑石。治中暑受湿，头痛发热、烦渴引饮、小便不利；及霍乱吐下，腹痛满闷；或小儿吐泻惊风。

3. 胃苓汤（《丹溪心法》） 五苓散与平胃散合方，健脾和中利湿。治伤湿停食，脘腹胀满、浮肿泄泻、小便短少等。

4. 春泽汤（《世医得效方》） 五苓散加人参。治伤暑泄泻、泻定仍渴、小便不利。

五苓散及上引诸衍生方，笔者皆常用之。用春泽汤时，或以黄芪代人参，用于老年或气虚之人见心悸气短、浮肿尿少者。

医案 21——多尿案

胡某，女，55 岁，2008 年 6 月 6 日就诊。

初诊：患者口干，腰痛，尿多，尿比重＜1.005，饮水不多，舌苔白滑腻，脉弦。

［辨证］肾气虚，气化不利。

［方药］春泽汤加肉桂，5 剂。

药后尿量减少，口干减轻。

医案 22——发热头痛（颅内压增高）案

张某，女，51 岁，2009 年 4 月 23 日会诊。

初诊：患者行小脑扁桃体下疝畸形术后 1 个月，发热 20 天，午后至夜间体温较高，伴恶寒、头痛，脉细，苔白腻。测颅内压增高。

［辨证］气化不利，水热互结。

［方药］桂苓甘露饮加减。

桂枝 30 克、茯苓 30 克、白术 30 克、猪苓 15 克、泽泻 30 克、石膏 60 克、滑石 30 克、生姜 30 克、吴茱萸 6 克，4 剂。每剂分三服。

1 剂热退，药毕头痛止。

栀子豉汤

◎发汗吐下后，虚烦不得眠，若剧者，必反复颠倒，心中懊憹，栀子豉汤主之。［79］（76）

栀子十四个，擘　香豉四合，绵裹

上二味，以水四升，先煮栀子，得二升半，内豉，煮取一升半，去滓，分为二服，温进一服，得吐者，止后服。

◎若少气者，栀子甘草豉汤主之；若呕者，栀子生姜豉汤主之。［80］（76）

栀子甘草豉汤方

栀子十四个，擘　甘草二两，炙　香豉四合，绵裹

栀子生姜豉汤方

栀子十四个，擘　生姜五两　香豉四合，绵裹

栀子豉汤证病机：发汗吐下后，胃中空虚，客气动膈，见［234］（221）条；热扰胸膈，为虚烦也，见［390］（375）条。

栀子豉汤主证：虚烦不得眠，心中懊憹，见［79］（76）条；烦热，胸中窒，见［81］（77）条；心中结痛，见［82］（78）条；舌上胎，见［234］（221）条；饥不能食，但头汗出，见［241］（228）条；下利后更烦，按之心下濡，见［390］（375）条。

栀子豉汤清热除烦，治火郁胸膈。《神农本草经》谓栀子主"五内邪气，胃中热气，面赤，酒皰齄鼻，白癞，赤癞，疮疡"。

"得吐者，止后服"：本方并非吐剂，以病位在上，药后郁热得解，或寻

捷径吐而去之。此与汗法（大青龙）之"一服汗者，停后服"、下法（大承气）之"得下，余勿服"同理，中病即止，勿使太过。

人多以本方药简而轻视之，笔者不以为然，临床多用此方。笔者曾以栀子豉汤、栀子甘草豉汤原方两三味药治疗虚烦不眠，或兼少气者，有一定疗效。较多的则是与他方合用，兹举数例。

医案 23——肝着案

孟女，33 岁，2013 年 11 月 5 日就诊。

初诊：患者诉胸中窒，如重物压迫，病已五六年，久治不愈。其病缘于生气之后。脉弦，舌苔白。

[辨证] 肝着，气滞及血。

[治法] 宣畅气机，和血舒络。

[方药] 栀子豉汤与旋覆花汤合方。

栀子 6 克、淡豆豉 10 克、厚朴花 10 克、旋覆花 10 克（包）、茜草 10 克，另以青葱管数段为引，6 剂，水煎服。

二诊（1 周后）：诉胸窒减轻，大便偏稀，脉弦，苔白薄。

[方药] 改用栀子生姜豉汤善后，栀子炒用。

医案 24——胃气上逆案

何男，41 岁，2014 年 5 月 13 日就诊。

初诊：患者诉胸膈痞塞、反酸、咽赤、脉弦、舌心苔白。西医诊断为食管下段胃黏膜异位症。

[辨证] 胃气上逆胸膈之证。

[治法] 宽胸降逆。

[方药] 栀子豉汤合左金丸。

栀子 6 克、豆豉 12 克、黄连 6 克、吴茱萸 3 克、白芍 12 克、海螵蛸 15 克，7 剂，水煎服。

二诊（5 月 20 日）：称服药有效。

原方续服。

按：反酸者，胃气上逆也，或夹肝气横逆，其表现有烧心、胸中烧灼、咽喉灼痛等不同。病在心下者，笔者常用左金丸加味；以胸灼为主者，用栀子。本例病在胸膈，高于胃脘，故两方合用。反流所致咽赤，不可按风热喉痹治之，因咽为胃之门户，治当降胃火之逆。

医案 25——牙龈灼热案

田女，52 岁，2013 年 4 月 16 日就诊。

初诊：诉牙龈灼热感，口舌不仁，胸中窒，纳少，脉细，舌苔白。

［辨证］脾胃湿热，阻碍胸中气机。

［方药］泻黄散合栀子豉汤。

炒栀子6克、淡豆豉12克、藿香12克、白蔻9克、防风12克、石膏20克、甘草6克，5剂，水煎服。

二诊（4月23日）：服药有效，牙龈灼热感若失。

栀子干姜汤

◎伤寒，医以丸药大下之，身热不去，微烦者，栀子干姜汤主之。［84］（80）

栀子十四个，擘　干姜二两

上二味，以水三升半，煮取一升半，去滓，分二服，温进一服。得吐者，止后服。

◎凡用栀子汤，病人旧微溏者，不可与服之。［85］（81）

便溏而需用栀子者，可改用炒栀子。

医案26——上热下寒案

金女，56岁，2013年1月22日就诊。

初诊：患者诉舌如烫，咽中咸苦，不知饥，两腘冷而挛急，腰中冷痛。脉细，舌淡苔白，根部苔轻剥。询之平素脘痞，足冷，大便溏而不畅，时有口疮，鼻咽灼热。

［辨证］脾胃斡旋升降失司，上热而下寒。

［治法］清上温下，健脾祛湿。

［方药］栀子干姜汤加味。

炒栀子6克、干姜18克、白术15克、白蔻9克、甘草6克、肉桂6克，6剂，水煎服。

二诊（3月5日）：诸症减轻，服药有效。

［方药］改用引火汤合封髓丹加减善后。

熟地24克、巴戟天12克、茯苓15克、五味子6克、盐黄柏6克、砂仁6克（后下）、肉桂6克。

发汗禁例

◎淋家，不可发汗，发汗必便血。[88]（84）

[87]（83）~[93]（89）这7条讲发汗禁例，简记为"咽淋疮衄血汗寒"。笔者在临床也有过教训。

医案 27——淋证误作太阳伤寒案

患者，女，年近七旬。

初诊：患者突发高热，恶寒身楚，无汗，脉小紧数，舌苔白，无咽痛咳嗽，二便无明显异常。血尿便常规送检，尚未报结果。

[辨证] 辨为太阳伤寒。

[方药] 予麻黄剂1帖，欲取汗退热。

不意一服后未汗，高热未减，反增烦躁。此时病房医生告知尿检等异常，诊为泌尿系感染，即停服前药，更方治淋而愈。

按：此例教训深刻，老年人患泌尿系感染，或许反应不敏感，有的并无典型尿频、尿急、尿痛等。虽未见淋证症状，仍属淋家禁汗之列。

临床有些急性感染、菌血症、内毒素血症等，可导致高热、恶寒或寒战等症状，初起类似伤寒表证，应注意鉴别。

冒汗与战汗

◎太阳病，先下而不愈，因复发汗，以此表里俱虚，其人因致冒。冒家汗出自愈，所以然者，汗出表和故也。里未和，然后复下之。[97]（93）

[94]（90）~[97]（93）条讲表里、顺逆、先后、缓急。

"冒"因正虚邪蔽所致，"汗"为表和之征。"阳加于阴谓之汗"，故冒家汗出者示正气来复，怫郁之邪得解，阴阳自和，可期自愈。

◎太阳病未解，脉阴阳俱停（一作微），必先振栗汗出而解。但阳脉微者，先汗出而解；但阴脉微（一作尺脉实）者，下之而解。若欲下之，宜调胃承气汤。[98]（94）

脉停是正邪交争，相持不下之象。阳脉微，正气被外邪郁遏于上（表）；阴脉微，则邪结于下。

正邪交争激剧则发寒战，若正胜邪退则汗出而解，此为战汗。

先战后汗，先寒后汗者为顺；战栗不止，不见汗者，正气无力祛邪，为难治。

战汗后脉静身凉，神清气和，渐思饮食，为病愈；战汗后身热不退，脉仍急数，烦躁满闷，为邪气未尽，仍有再次战汗的可能，也有可能是正气耗损太过，出现坏证。

《伤寒论·辨脉法》载："问曰：病有战而汗出，因得解者，何也？答曰：脉浮而紧，按之反芤，此为本虚，故当战而汗出也。其人本虚，是以发战，以脉浮，故当汗出而解也。若脉浮而数，按之不芤，此人本不虚，若欲自解，但汗出耳，不发战也。"

战汗之"战"，与太阳病之恶寒、寒战，虽都是正邪相争，但又有不同。彼乃病之初，正气抗邪于外；此为病较久，正气来复之象。

战汗多发生于正气相对不足，若正气恢复至近乎与邪气势均力敌时，便可能奋力一战。

《尚书·说命上》载："若药弗瞑眩，厥疾弗瘳。"战汗便是最常见的一种瞑眩反应。

小柴胡汤

◎ 伤寒五六日中风，往来寒热，胸胁苦满，嘿嘿不欲饮食，心烦喜呕，或胸中烦而不呕，或渴，或腹中痛，或胁下痞硬，或心下悸、小便不利，或不渴、身有微热，或咳者，小柴胡汤主之。[100]（96）

柴胡半斤　黄芩三两　人参三两　半夏半升，洗　甘草炙　生姜各三两，切　大枣十二枚，擘

上七味，以水一斗二升，煮取六升，去滓，再煎取三升，温服一升。日三服。若胸中烦而不呕者，去半夏，人参，加栝楼实一枚；若渴，去半夏，加人参，合前成四两半，栝楼根四两；若腹中痛者，去黄芩，加芍药三两；若胁下痞硬，去大枣，加牡蛎四两；若心下悸，小便不利者，去黄芩，加茯苓四两；若不渴，外有微热者，去人参，加桂枝三两，温覆微汗愈；若咳者，去人参、大枣、生姜，加五味子半升、干姜二两。

小柴胡汤是和法的代表方，在《伤寒杂病论》中使用范围甚广，涉及太阳、阳明、少阳、厥阴、瘥后劳复、黄疸、产后等诸多篇章。

伤寒日悟

【主治方义】

（1）邪入少阳，症见往来寒热、胸胁苦满、嘿嘿不欲饮食、心烦喜呕等。见（37、96、97、99、101、266）条。

（2）热入血室，妇人中风伤寒后，症见寒热发作有时，如疟状，经水适来适断，或胸胁下满、谵语，如见鬼状。见（144）（二十二·1）条。

（3）阳明里实未甚，兼见少阳，症见潮热、大便溏、小便可、胸胁满不去，或胁下硬满、不大便而呕、舌上白苔。见（229、230、231）条。

（4）阳微结，症见头汗出、微恶寒、手足冷、心下满、不欲食、大便硬、脉细或沉紧。见（148）条。

（5）产妇郁冒，症见头晕目眩、郁闷不舒、脉微弱、呕不能食、大便反坚、但头汗出。见（二十一·2）条。

（6）诸黄，腹痛而呕。见（十五·21）条。

（7）伤寒瘥之后更发热。见（394）条。

（8）木强土弱，阳脉涩，阴脉弦，腹中急痛，先予小建中汤而不瘥者。见（100）条。

（9）呕而发热。见（379）（十七·15）条。

（10）误下后柴胡证仍在者。见（103、104、149）条。

（11）少阳病证和小柴胡汤禁例。见（98、264、265）条。

【病机和组方特点】

小柴胡汤证简称为柴胡证，是一种以气机郁结、枢机不利为中心病机的病证，包括外感和内伤两方面内容。本证多发生于正气相对不足或体质较为虚弱的基础之上，即所谓血弱气尽，邪正相搏。其病位在半表半里或胸胁。小柴胡汤燮理枢机、开阖升降、疏利肝胆、调和脾胃、扶正攘邪，是"和"法的代表方。以本方为中心形成一大剂群。

记诵小柴胡汤，笔者取《长沙方歌括》："柴胡八两少阳凭，枣十二枚夏半升，三两姜参芩与草，去渣重煎有奇能。"

记诵小柴胡汤加减法，笔者取《伤寒心法要诀》，以其较为简洁。书中载："胸烦不呕去参夏，加蒌若渴半易根，腹痛去芩加芍药，心悸尿秘苓易芩，胁下痞硬枣易蛎，不渴微热桂易参，咳去参枣加干味，小柴临证要当斟。"

【煎服法】

"去滓再煎"是和剂的特殊煎法，大致有调和药性的作用。同此煎法的还有大柴胡汤、柴胡桂枝干姜汤、半夏泻心汤、生姜泻心汤、甘草泻心汤、旋覆代赭汤。

【加减法】

小柴胡汤列举 7 种加减法，具有示范作用，其中包含了一些《伤寒论》用药规律。每一种加减变化也可另视为一方，有其相应证候。如"若咳者，去人参、大枣、生姜，加五味子半升、干姜二两"，常用治外感咳嗽。

至于如何看待"经方以不加减为贵"之说，笔者在上篇已有阐述，可以参考。笔者在此特别提出，像桂枝汤调和营卫、小柴胡汤燮理枢机之类和剂，本自具有调整机体自和功能之效，虽可根据兼夹略作加减，但也不必凡见诸证皆作加减处置。

【衍生方】

1. **柴平煎**（《景岳全书》） 即小柴胡汤与平胃散合方而成。"治湿疟，一身尽痛，手足沉重，寒多热少，脉濡。"

2. **柴苓汤** 小柴胡汤与五苓散合方去大枣。治发热、泄泻、口渴。《丹溪心法附余》中用其治疗伤寒、温热病、伤暑、疟疾、痢疾等邪在半表半里，症见发热，或寒热往来，或泻泄、小便不利者。柴苓汤有分利阴阳、和解表里之功效，对邪在半表半里且兼有里湿证候者尤为适宜。《杂病源流犀烛》中用其治疗阳明疟。

3. **柴胡枳桔汤**（《张氏医通》） 即小柴胡汤加桔梗、枳壳。治少阳寒热、痞满。

4. **柴胡白虎汤**（《重订通俗伤寒论》） "柴胡（一钱），生石膏（八钱，研），天花粉（三钱），生粳米（三钱），青子芩（钱半），知母（四钱），生甘草（八分），鲜荷叶（一片）。"治寒热往来、寒轻热重、心烦汗出、口渴引饮、脉弦数有力。

笔者治少阳阳明发热，径以小柴胡汤与白虎汤合方应用，亦是柴胡白虎汤。

5. **柴胡陷胸汤**（《重订通俗伤寒论》） "柴胡（一钱），姜半夏（三钱），小川连（八分），苦桔梗（一钱），黄芩（钱半），瓜蒌仁（杵，五钱），小枳实（钱半），生姜汁（四滴分冲）。"治少阳证具，而见胸膈痞满，按之痛者。

【应用要点】

1. 抓主证

笔者统计，本证最常见的症状有 4 组：①往来寒热或发热。②胃肠症状，如食欲不振、恶心、呕吐等。③胸胁部症状，如胸胁苦满、胁痛等。④口苦、咽干、目眩。脉象多为弦细或弦数，舌苔多见薄白或薄黄。外感病以发热和胃肠症状为多见，杂病则常见胸胁症状、胃肠症状等。[11][12]

2. 抓病机

通过因子分析，笔者认为小柴胡汤证涉及外感、内伤、气血、三焦、肝胆、脾胃、血室、情志等诸多方面，但中心病机不离乎枢机不利，胆气内郁，同时该方证患者的体质相对虚弱，即所谓"血弱气尽"。[11][12]

3. 辨证要点

辨证时强调抓病机和主证，不必面面俱到，即所谓"伤寒中风，有柴胡证，但见一证便是，不必悉具"。

医案 28——发热案

张翁，80 岁余，2016 年 4 月 22 日就诊。

初诊：患者发热四五天，身燥热，欲去衣被，偶恶寒，无咳嗽、咽痛、身痛，脉弦结，舌淡苔白厚。

［辨证］老年体弱，宿有里湿，又遇外感。

［治法］燮理枢机，通阳祛湿，安内攘外。

［方药］小柴胡汤合五苓散（柴苓汤）。

柴胡 15 克、黄芩 10 克、党参 10 克、半夏 10 克、甘草 5 克、生姜 5 片、大枣 6 个、桂枝 10 克、泽泻 15 克、猪苓 15 克、茯苓 15 克、生白术 12 克，3 剂，水煎服。

甫服 1 剂热即退。

医案 29——往来寒热案

患者，女，年约七旬。

初诊：患者因发热住院，检查无明显异常，对症治疗十余天仍不退热。有校友荐笔者往诊。其不过往来寒热、口微渴数症而已，辄以抗生素、解热药或物理降温应对，致邪气留恋不去。脉稍弦，舌苔白。嘱停用西药及冰敷。

［方药］予小柴胡加石膏汤，2 剂而愈。

◎血弱气尽，腠理开，邪气因入，与正气相抟，结于胁下，正邪分争，往来寒热，休作有时，嘿嘿不欲饮食。脏腑相连，其痛必下，邪高痛下，故使呕也，小柴胡汤主之。［101］（97）

此言小柴胡汤证病机，有内因，有外因，有病位，有证候，不可轻忽。

"与正气相抟"之"抟"，成本作"搏"，二字繁体字形相似。

［182］（174）、［184］（175）条"风湿相抟"，［259］（246）条"浮芤相抟"，［260］（247）条"浮涩相抟"，亦如是。

《说文解字·手部》载："抟，圜也。"引申为"集聚"，如抟结、抟聚。

《说文解字·手部》载："搏，索持也。"其意为捕捉，而由金文形体有"干"和"戈"来看，也有"搏斗"之意。《广雅·释诂三》载："搏，击也。"

"抟""搏"二字文意不同，以"抟"字为妥。

◎伤寒四五日，身热，恶风，颈项强，胁下满，手足温而渴者，小柴胡汤主之。［104］（99）

据症可用小柴胡汤去半夏，加栝楼根、葛根。石膏也可酌加。

◎伤寒中风，有柴胡证，但见一证便是，不必悉具。［106］（101）

古今不乏探寻何为"一证"者，说法各有不同。尤怡《伤寒贯珠集》载："柴胡证，如前条所谓往来寒热，胸胁苦满等证是也。"郑重光《伤寒论条辨续注》载："往来寒热是柴胡证，此外兼见胸胁满硬、心烦喜呕及若有诸证中凡有一证者，即是半表半里。"程应旄《伤寒论后条辨》载："伤寒中风，该尽往来寒热之半表证言，有柴胡证，则专指……口苦咽干目眩之半里证言。"

笔者曾搜集265例小柴胡汤验案，就多种症状、舌脉或脉症组合及其频率进行分析，并未发现任何"一证"堪此重任[11][12]。

故本条"一证"并非特指，而是指抓住契合病机的部分证据即可施治。"不必悉具"，不求诸证悉见，与"但见一证"相呼应也。

◎凡柴胡汤病证而下之，若柴胡证不罢者，复与柴胡汤，必蒸蒸而振，却复发热汗出而解。［107］（101）

柴胡汤之瞑眩，最常见者为战汗。［157］（149）条误下后"柴胡证仍在者，复与柴胡汤……必蒸蒸而振，却发热汗出而解"与此同。

40年前，笔者曾听济南市卫生学校王允升老师讲过外感病服小柴胡汤后得战汗而解，同时陈年肩痛亦顿除的案例，印象颇深，并由此开启了对瞑眩现象的关注和探索。

笔者曾以大柴胡汤治一反复高热的患者，一日忽电告服药须臾战栗不

伤寒习悟

已，询之无他变化，判为战汗之兆，嘱以热饮助汗。惜因病体偏弱，战而未胜，所幸亦未出现变局。

小建中汤

◎伤寒，阳脉涩，阴脉弦，法当腹中急痛，先与小建中汤；不瘥者，小柴胡汤主之。[105]（100）

桂枝三两，去皮　甘草二两，炙　大枣十二枚，擘　芍药六两　生姜三两，切

胶饴一升

上六味，以水七升，煮取三升，去滓，内饴，更上微火消解。温服一升，日三服。呕家不可用建中汤，以甜故也。

此条可见少阳胆与太阴脾之关系，"先与小建中汤"，是当先实脾之法。《金匮要略·脏腑经络先后病脉证》载"问曰：上工治未病，何也？师曰：夫治未病者，见肝之病，知肝传脾，当先实脾"，正此之谓。

以下二家之言可供参考。

卢之颐《仲景伤寒论疏钞金铋》载："藉芍药姜桂之从甲，甘草饴糖之从己，甲己合化，建立中央。"

彭子益《圆运动的古中医学》将小建中汤视为"治胆经相火不降之法"，曰："此方重用芍药名建中者，中气生于相火，相火降于甲木故也。相火降则中气运，中气运则相火降，交相为用，其机甚速。"甲木不降，相火上逆，克伤中气，故重用芍药以降甲木，重用饴糖以养津液，并用炙草、姜、枣以补中气，轻用桂枝以升乙木。建中气必降胆木，木调土运，中气旋转则四维升降也。[13]

◎伤寒二三日，心中悸而烦者，小建中汤主之。[108]（102）

《难经·十四难》载："损其心者，调其营卫。"欲调营卫，宜建其中气。

《金匮要略·血痹虚劳病脉证并治》载："虚劳里急，悸，衄，腹中痛，梦失精，四肢酸疼，手足烦热，咽干口燥，小建中汤主之。"

小建中汤由桂枝汤倍芍药加胶饴而成，多为药食同源之味，有调和营卫、滋阴和阳之功，是治疗虚劳证的重要方剂。

《神农本草经》谓芍药主"邪气腹痛，除血痹，破坚积，寒热疝瘕，止痛，利小便，益气"。邹澍《本经疏证》载："芍药之任，莫重于小建中汤，其所治'若烦，若悸，若里急，若腹满痛'，为阴气结无疑……用小建中，夫是以知芍药能入脾开结也。"

唯方名建中何以重用芍药？众说纷纭。笔者以为方以建中为名，重在胶饴一味。如无此，则成桂枝加芍药汤；若有此，即使无芍药，而与人参、干姜、蜀椒合用，亦称（大）建中矣。

大柴胡汤

◎ 太阳病，过经十余日，反二三下之，后四五日，柴胡证仍在者，先与小柴胡。呕不止，心下急，郁郁微烦者，为未解也，与大柴胡汤，下之则愈。[109]（103）

◎ 伤寒十余日，热结在里，复往来寒热者，与大柴胡汤。[144]（136）

◎ 伤寒发热，汗出不解，心中痞硬，呕吐而下利者，大柴胡汤主之。[173]（165）

◎ 按之心下满痛者，此为实也，当下之，宜大柴胡汤。（十·12）

柴胡半斤　黄芩三两　芍药三两　半夏半升，洗　生姜五两，切　枳实四枚，炙　大枣十二枚，擘　大黄二两

上七味，以水一斗二升，煮取六升，去滓再煎，温服一升，日三服。

大柴胡汤是小柴胡汤去人参、甘草，加枳实、芍药、大黄而成。现一般认为其是和解少阳，兼泻里热之剂，用治少阳病热结在里，邪气壅实。从"此为实也，当下之""与大柴胡汤下之则愈"，以及《伤寒论·辨可下病脉证并治》中大柴胡汤与承气汤在某些情况下可以互用的条文来看，大柴胡汤可归于下法之列。

《神农本草经》谓柴胡"味苦平，生川谷。治心腹肠胃中结气，饮食积聚，寒热邪气，推陈致新"；大黄"味苦寒"，主"下瘀血，血闭，寒热，破癥瘕积聚，留饮，宿食，荡涤肠胃，推陈致新，通利水谷，调中化食，安和五脏"。《神农本草经》载有 3 味药有"推陈致新"的作用，大柴胡汤占其二也。

【类证辨析】

（一）小柴胡汤证和大柴胡汤证

二者辨析详见表8。

表 8　小柴胡汤证和大柴胡汤证类证辨析

	小柴胡汤证	大柴胡汤证
病机	血弱气尽，腠理开，邪气因入，与正气相抟，结于胁下，正邪分争	热结在里，内实
症状	胸胁苦满，或胁下满，胁下痞硬，胸满胁痛 心烦喜呕，默默不欲饮食 往来寒热，休作有时	心中痞硬，呕吐而下利 按之心下满痛 呕不止，心下急，郁郁微烦 往来寒热
治理	上焦得通，津液得下，胃气因和，身濈然汗出而解	下之解

（二）大柴胡汤证与大承气汤证

大柴胡汤证与大承气汤证都可见大便秘结、腹痛、心烦、舌苔黄燥、脉实有力。但大承气汤证属阳明燥热结实，腹部满痛部位偏下；而大柴胡汤证属少阳枢机不利兼里气壅实，满痛部位以两胁、心下为主，兼见往来寒热、胸胁苦满、呕不止等少阳见症。

大柴胡汤与大承气汤在某些情况下可以互用，如下所示。

（1）"阳明病，发热，汗多者，急下之，宜大承气汤。"［266］（253）

"阳明病，发热，汗多者，急下之，宜大柴胡汤。"（《伤寒论·辨可下病脉证并治》）

（2）"按之心下满痛者，此为实也，当下之，宜大柴胡汤。"（十·12）

"病腹中满痛者，此为实也，当下之，宜大承气、大柴胡汤。"（《伤寒论·辨可下病脉证并治》）

（3）"伤寒六七日，目中不了了，睛不和，无表里证，大便难，身微热者，此为实也，急下之，宜大承气汤。"［265］（252）

"伤寒六七日，目中不了了，睛不和，无表里证，大便难，身微热者，此为实也，急下之，宜大承气、大柴胡汤。"（《伤寒论·辨可下病脉证并治》）

（4）"太阳病未解，脉阴阳俱停，必先振栗汗出而解……但阴脉微（一作尺脉实）者，下之而解。若欲下之，宜调胃承气汤（一云用大柴胡汤）。"［98］（94）

"太阳病未解，脉阴阳俱停，必先振栗汗出而解，但阴脉微（一作尺脉实）者，下之而解，宜大柴胡汤。"（《伤寒论·辨可下病脉证并治》）

【临床应用】

大柴胡汤现常用于治疗胆囊炎、胆石症、胆道蛔虫病、急性胰腺炎、溃疡病急性穿孔、急慢性肝炎、急慢性阑尾炎、急性胃炎等肝胆胰胃肠疾病。

（一）国内医家经验

20 世纪六七十年代，天津南开医院等在中西医结合治疗急腹症方面卓有成效，并创制了多首由大柴胡汤化裁而成的治疗急腹症的方剂。

1. 复方大柴胡汤 柴胡、黄芩、川楝子、延胡索、白芍药、生大黄（后下）各三钱，枳壳、木香、生甘草各二钱，蒲公英五钱。用治溃疡病急性穿孔第二期，也可用以消除腹腔感染，恢复胃肠道功能。若腹腔感染重者，加金银花、连翘以清热解毒；便秘者，加芒硝软坚泻下；瘀重者，加桃仁、红花、生蒲黄、川芎等活血；气滞者，加郁金、香附等。

2. 清胆利湿汤 柴胡三至五钱，黄芩、半夏、木香、郁金、车前子、木通、栀子、生大黄（后下）各三钱，茵陈五钱。治湿热型急性胆囊炎，右胁持续性胀痛、口苦咽干、寒热往来、身黄目黄、尿赤便秘、舌红苔黄腻、脉弦滑洪数等。

3. 清胆泻火汤 柴胡、黄芩各五钱，茵陈一两，半夏、栀子、龙胆草、木香、郁金、生大黄（后下）、芒硝（冲服）各三钱。治实火型急性胆囊炎，右胁持续性胀痛、口苦咽干、往来寒热、腹胀而满、舌红或绛、苔黄燥起刺、脉弦滑数。

4. 清胆行气汤 柴胡、黄芩、半夏、枳壳、香附、郁金、延胡索、生大黄（后下）各三钱，木香三至四钱，白芍药五钱。治气滞型急性胆囊炎，右胁绞痛或窜痛、口苦咽干、头晕纳差、舌尖微红、苔薄白或微黄、脉弦紧或弦细。

5. 清胰汤 柴胡、白芍药、生大黄（后下）各五钱，黄芩、胡黄连、木香、延胡索、芒硝（冲服）各三钱。治急性单纯性胰腺炎。

（二）日本医家经验

1. 大柴胡汤合茵陈蒿汤 主治黄疸之湿热壅聚、正盛邪实之证，可用治肝炎，症见周身发黄如橘色、口渴、头汗出、腹满、心下急、胸胁满闷，腹诊时心下部坚实、厚硬、紧张，季肋下压迫无凹陷，或按压有抵抗及不快感，脉弦有力，舌红苔黄。也可用于胆囊炎、胆石症见有以上症状者。

2. 大柴胡汤合半夏厚朴汤《勿误药室方函》谓其可用于哮喘喘咳不已，

呼吸迫促，体格壮实，上腹膨满，心下窒且抵抗、压痛（胸胁苦满）显著，有便秘倾向，脉沉有力者。

3. 大柴胡加苏木木通汤 《腹证奇览翼》载："大柴胡加苏木木通汤：主治两目生赤，干涩、疼痛而羞明者。"

（三）个人经验

大柴胡汤属下法，抢救急重症常用之，多次挽狂澜于既倒。

笔者用大柴胡汤之经验主要有以下几方面。

（1）少阳阳明并病，枢机不利，兼有腑实证。常用治急腹症，如急性胆囊炎、急性胰腺炎等。

（2）胃气上逆，肺失清肃。肺与大肠相表里，故常用治重症肺炎，兼见心下痞塞、气逆、腹满、大便不通等症者。

（3）外感病见少阳阳明证者。

（4）杂病见胆胃气机郁滞者。

（5）枢机不利，痰湿内阻者。笔者早年曾用因子分析方法研究大柴胡汤证的证候结构，发现有一个因子是气郁湿阻[14]。此后笔者在临床有意观察验证发现，大柴胡汤确可解决此问题，但一般不用大黄。

医案30——重症胰腺炎案

范男，44岁。

［病史］患者体胖，因饮酒和油腻饮食后腹痛2天，于2017年11月24日入院治疗，诊断为重症胰腺炎。因患者病情进行性加重，出现休克，收住ICU。经抗休克、镇静、禁食、胃肠减压等治疗，仍腹胀，腹压高，呈腹腔间隔室综合征之表现。于11月26日邀笔者会诊。

初诊：患者处于镇静状态，腹部极度胀满，按之硬，且有疼痛反应，无排气。虽用大黄水（每次4克）经空肠管注入，但仅有药液和少量粪水排出，而腹满不减。寸口脉数，按之不足；趺阳脉稍大，太溪脉偏弱。舌不可见（面罩吸氧）。

［辨证］少阳阳明并病，枢机不利，腑气不通，且正气有不支之势。

［治法］宜急下之。

［方药］大柴胡合小承气汤。

柴胡27克、白芍18克、半夏18克、黄芩13.5克、枳实18克、厚朴18克、生姜30克、大黄13.5克，2剂。水煎，每剂分3次经空肠管注入，每日3次，另用大黄水灌肠。

二诊（11月28日）：患者有少量排气、排便，腹满稍减（腹诊觉腹压稍减，按压至左侧腹部时，有恶臭粪水排出）。寸口脉弦数，较前有力（升压药减停）；趺阳、少阴脉亦稍有力。病势已见松动。

［方药］大柴胡合大承气汤。

半夏22.5克、柴胡27克、白芍27克、芒硝45克、枳实18克、厚朴22.5克、生姜45克、大黄45克、黄芩13.5克，5剂。

水煎，每日2剂，1剂分3次经空肠管注入，另1剂分3次灌肠。

三诊（11月30日）：有肠鸣音，每日多次排出稀便，腹满减轻，且扪之较软，小便少。停用镇静剂。影像学显示：胰腺肿胀明显。三部脉较前减弱。

［辨证］邪去正伤，脾虚停饮。

［方药］小柴胡、厚姜半甘参、茯苓饮合方加减。

柴胡15克、人参12克、半夏15克、厚朴12克、茯苓15克、泽泻15克、枳实12克、生白术15克、生姜30克、大黄12克、桂枝9克，4剂。水煎分2次服。

四诊（12月5日）：患者继续排出较多褐色粪水，腹满再减，近日低热。寸口脉数，按之不足，少阴负趺阳，舌淡苔白。

［辨证］大邪虽去，仍有郁滞，脾运受损。

［方药］柴胡桂枝干姜汤加减，4剂。

五诊（12月8日）：发热退，精神好，自述腹无满痛，扣之仍呈鼓音，未扪及包块和压痛，口干。脉弦，较前有力，舌苔薄白。

［治法］以燮理枢机，健脾和胃，软坚散结法善后。

［方药］又5剂而愈。

计用中药18天（关键前4天）。

医案31——重症病毒性肺炎案

张男，50岁。

［病史］患者发热四五天，初似感冒，服感冒药热略退，未予重视。因汗后沐浴，复发热，遂入院。因持续高热不退，常规治疗无效，且有恶化趋势，于2011年1月21日邀请会诊。

初诊：患者喘息憋气，虽持续吸氧，而氧饱和度低，咳血水痰。同时呕不能食，胃脘痞满，气逆，脉疾促，唇绀。

［方药］见其"呕而发热"，暂予小柴胡汤2剂。

二诊（1月22日）：一日一夜2剂六服尽，体温下降至38.5~39.1℃。仍脘痞胀气，不大便。询之既往有食道反流史，现频欲呕、反酸、嗳气、食不下。

［辨证］其"呕不止，心下急，郁郁微烦"，辨为"少阳阳明并病"。

［治法］欲清肺热，先降胃气。

［方药］改用大柴胡汤合左金丸，2剂，日三服。

三诊（1月24日）：昨日大便得下，为稀便，脘腹胀满若失，已能进流食。今体温37.5℃。日前CT示：两肺大片炎症，呈渗出样改变，符合病毒性肺炎特征。

［辨证］恶化之病势得到扭转。

［治法］宜燮理枢机，宣降肺气，散邪除滞。

［方药］改用麻杏甘石汤合柴胡桂枝干姜汤，2剂。

按：本例初期系感受外邪，解表当愈。汗出复感，致邪气内陷，枢机不利（《伤寒心法要诀》谓"邪气传里必先胸"），肺气壅闭，治节失权，津血外溢，故高热不退、咳吐血水。诊断为甲型流感合并重症肺炎。肺与大肠相表里，气宜宣降有度。初诊按"呕而发热"论治，予小柴胡汤加减，意欲和胃，未见显效。二诊见其胃气上逆颇甚，致使肺气不得肃降，急用大柴胡汤，1剂便通痞减，2剂能食，喘势随之而减，转危为安。三诊宣肺散结除滞，热退，病迅即向愈。

对于多器官功能障碍综合征（MODS），根据"肺与大肠相表里"的关系和"下不厌早"的温病治疗理论，应特别强调适时早下。肺与肠道是MODS的敏感部位，故对于肺与肠道屏障功能的保护在MODS防治上具有重要意义，适时早下有助于打断炎性介质与器官损害间的恶性循环。从中医角度讲，通畅腑气有利于肺气肃降。[15]

医案32——感染性发热案

患者，女，11岁。

［病史］患者身高1.26米，体重25千克。患先天性脊柱侧后凸畸形、先天性肌性斜颈，于2016年7月14日行手术矫正。26日下午开始出现发热，体温波动在37.2~39.8℃，无明显头晕头痛、气促咳嗽、憋闷胸痛、恶心呕吐等不适。骨盆进针点见少许脓性分泌物。考虑局部感染，查血常规提示：白细胞增高。

初诊：患者发热3天，午后体温较高，无明显恶寒，4天未解大便。羸瘦，腹凹皮柴，无明显压痛。脉弦，舌红，苔白。

［辨证］少阳阳明合病。

［方药］柴胡12克、黄芩6克、半夏9克、白芍9克、枳实6克、大黄6克、生姜9克、石膏30克，3剂。每剂水煎分二服，每日3次。

三服热退。

医案33——太阳阳明合病案

孙翁，75岁，2013年3月6日就诊。

初诊：患者诉昨晚突然高热，伴恶寒、呕吐，疑有饮食不洁史。用解热药后暂时汗出，体温略降，须臾复作。现高热、寒战、胃脘痛、欲呕、轻咳、神识昏糊、脉小紧沉数、舌红苔白。体温39.7℃，白细胞：14.0×10^7/L，中性粒细胞：0.78。

［辨证］太阳阳明合病（太阳伤寒兼阳明）。

［治法］解表和胃。

［方药］柴胡15克、黄芩9克、半夏9克、枳实9克、白芍9克、麻黄9克、生姜30克，1剂。水煎分3次服。

药后小汗出、恶寒除、呕止、胃脘痛减轻，两服后翌晨体温38.2℃，精神好，脉稍弦。至10：00体温已正常。嘱予小柴胡颗粒2袋，每日3次，服1~2天。

【应用要点】

1. 抓主证

据统计，本方证多见往来寒热、心下痞硬急迫而拒按、呕不止、郁郁微烦，或发热汗出、呕吐下利。还可见便秘、口干、不欲饮食、胁腹满痛拒按、烦躁、黄疸、头痛等症。舌象多见舌红，苔黄腻、黄厚、黄燥，脉象多见弦数、弦滑。[14]

2. 抓病机

本方证病机是在少阳枢机不利的基础上兼有"热结在里"。有人认为"大柴胡汤证是少阳腑证"。用因子分析法剖析本证，基本病机是肝胆气郁、脏腑气机壅遏。与小柴胡汤证相比，本证范围较为局限。其病位多涉及肝、胆、肠、胃，其性属实，以郁火内结较多，痰湿中阻亦有之。[14]

3. 辨证要点

（1）少阳见症：往来寒热、胸胁满、心烦、呕吐、下利等。

（2）里实见症：心下急、胁腹满痛拒按，或便秘等。

柴胡加芒硝汤

◎ 伤寒十三日不解，胸胁满而呕，日晡所发潮热，已而微利，此本柴胡证，下之以不得利，今反利者，知医以丸药下之，此非其治也。潮热者，实也。先宜服小柴胡汤以解外，后以柴胡加芒硝汤主之。[110]（104）

柴胡二两十六铢　黄芩一两　人参一两　甘草一两，炙　生姜一两，切　半夏二十铢，本云五枚，洗　大枣四枚，擘　芒硝二两

上八味，以水四升，煮取二升，去滓，内芒硝，更煮微沸，分温再服，不解更作。

《注解伤寒论》于本条下未出方，方见卷十"辨发汗吐下后"，"小柴胡汤方内加芒硝六两，余依前法。服不解，更服"。"依前法"，即1剂分作三服。而宋本小柴胡汤仅取三分之一量，另加芒硝二两，1剂分作二服，则每服剂量是成本的二分之一。

柴胡加芒硝汤证与大柴胡汤证均属少阳枢机不利兼里气壅实证，但其正气之强弱有别，热结之轻重有异。大柴胡汤证属邪气壅实而正气未伤，呕吐、郁烦、心下痞硬满痛较重，且见便秘；柴胡加芒硝汤证可因误下而致，邪气壅实较轻，而正气有伤，仅见潮热、胸胁满、呕逆、微利等。

柴胡加芒硝汤可用于小柴胡汤证兼里实未甚者。

桃核承气汤

◎ 太阳病不解，热结膀胱，其人如狂，血自下，下者愈。其外不解者，尚未可攻，当先解其外。外解已，但少腹急结者，乃可攻之，宜桃核承气汤。[112]（106）

桃仁五十个，去皮尖　大黄四两　桂枝二两，去皮　甘草二两，炙　芒硝二两

上五味，以水七升，煮取二升半，去滓，内芒硝，更上火，微沸下火，先食温服五合，日三服，当微利。

《神农本草经》载桃仁主"瘀血、血闭、瘕、邪气"；大黄主"下瘀血、血闭，寒热，破癥瘕积聚，留饮，宿食，荡涤肠胃，推陈致新"。二药合用，直达病所，瘀热并治。桂枝宣阳行气、温经通脉，配伍桃仁合于调胃承气汤

中，导瘀热下行。汪琥称此方"乃攻下焦蓄血，治少腹急结之药，实非通膀胱热结之药也"(《伤寒论辨证广注》)。

血热互结易出现神志症状，如本条之"其人如狂"，抵当汤证之"其人发狂"，热入血室之"暮则谵语，如见鬼状"等。李培生笺正的《柯氏伤寒附翼笺正》载："愚遇阳明温病，气分及血，引起神志失常，如狂发狂；或杂病中神识失常之病，属于阳热偏盛者，常使用本方。"

《温病条辨》中桃仁承气汤于本方去桂、草，加当归、芍药、丹皮，用于下焦温病见"少腹坚满，小便自利，夜热昼凉，大便闭，脉沉实者"。

本方证的病机为下焦蓄血，瘀热互结，与抵当汤证相似，但其程度较轻。临床辨证时主要抓三方面的症状，其一是腹部症状，少腹急结；其二是神志症状，如狂、谵妄等；其三是其他结滞症状，如下腹部肿块、经闭、痛经、脉沉涩等瘀热在下见症。庞安时《伤寒总病论》载其"又治产后恶露不下，服之十瘥十"。

有瘀热上冲而致面红目赤、吐血衄血者，可借桃核承气汤泄热破瘀，引瘀热下行，是釜底抽薪之法。

笔者曾救治 1 例挤压综合征致血尿、急性肾衰患者，用此方加减，重用白茅根、生蒲黄取效。

柴胡加龙骨牡蛎汤

◎伤寒八九日，下之，胸满烦惊，小便不利，谵语，一身尽重，不可转侧者，柴胡加龙骨牡蛎汤主之。[113]（107）

柴胡四两　龙骨　黄芩　生姜切　铅丹　人参　桂枝去皮　茯苓各一两半　半夏二合半，洗　大黄二两　牡蛎一两半，熬　大枣六枚，擘

上十二味，以水八升，煮取四升，内大黄，切如棋子，更煮一两沸，去滓，温服一升。

本方为攻补兼施、表里兼治之剂，多用龙骨、牡蛎、铅丹重镇之品，有安神、理怯、止惊之功。《神农本草经》谓龙骨主"心腹鬼疰，精物老魅……小儿热气惊痫"；牡蛎主"惊恚怒气"；人参主"补五脏，安精神，定魂魄，止惊悸，除邪气"；茯苓主"忧恚惊邪恐悸"。

本方现代常用于治疗神经症、自主神经功能紊乱、癫痫、精神分裂症、抑郁症、脑震荡后遗症、更年期综合征、小儿惊厥、婴儿痉挛症、夜游症、舞蹈症等。《伤寒论类方》载："此方能下肝胆之惊痰，以之治癫痫必效。"

笔者亦常用其治神志异常疾患、小儿多动症等。

医案 34——幻觉案

患者，男，年逾九旬，2018 年六七月间就诊。

初诊： 患者发热月余，梦幻呓语，可见异物在侧，舌绛无苔而滑。

［方药］先予猪苓汤育阴利水，去其饮热，继以柴胡加龙骨牡蛎汤调其神，终以补肾填精、敛神归元法，后愈。

医案 35——梦魇案

患者，男，28 岁，2018 年 7 月 19 日就诊。

初诊： 患者患梦魇数月，晚间、午睡均有发作，平素易紧张。

［方药］柴胡加龙骨牡蛎汤（以磁石代铅丹），10 剂。

二诊： 两周后来诊，诉服上方后梦魇未再发作。现偶尔心烦，脉沉，舌苔薄。

［方药］改用四逆散、温胆汤、定志丸合方善后。

医案 36——脑震荡后致癫案

郝女，50 多岁。

初诊： 患者某日踏凳整理卫生时不慎摔下，跌伤头部，短暂昏迷，醒后一身沉重，不可转侧，目光呆滞，骂詈不休（平时性温和），不思食，虽为其治病多年仍似不识。闻其骂声较无力，望其头面多处破损瘀肿，舌苔白厚，脉缓按之无力。

［方药］柴胡加龙骨牡蛎汤，7 剂。

1 周后神安识人，略能转侧，稍能食。因其平素体弱，自汗恶风，继用桂枝加龙骨牡蛎汤等调理而愈。

医案 37——不寐、精神恍惚

刘翁，77 岁，2009 年 12 月 1 日就诊。

初诊： 患者孤身一人，久居弟家。2 个月前曾大量便血，予理中汤而止。近 2 天突然不寐，昨起神志恍惚，除侄女外不识家人，絮语似见故人，欲回老家，阻之则愤，以目瞪之。

［辨证］此为魂魄亡散之兆。

［方药］急用柴胡 10 克、桂枝 10 克、白芍 10 克、煅龙牡各 30 克、人参 5 克、茯神 15 克、甘草 6 克、珍珠粉 3 克（冲）。

覆杯即卧，醒后神清。

【应用要点】

1. 抓主证

据统计，本方证精神、情志方面的症状极为突出，常见不寐、烦躁、谵语、惊恐、心悸、抑郁、发狂、易怒、抽搐等；其他常见症状有头晕、便秘、胸胁满、口苦、纳差、目眩、头痛等；常见弦数、弦滑、弦细、沉弦脉，薄白、黄腻、薄黄、白腻苔。⑯

2. 抓病机

本方证以枢机不利，胆气内郁，痰浊扰心为中心病机。

3. 辨证要点

（1）少阳见症：往来寒热、胸胁满、心烦、默默不欲食、口苦咽干、便秘等。

（2）精神情志症状：惊悸、失眠、躁烦、抑郁、癫、狂、痫等。

桂枝去芍药加蜀漆牡蛎龙骨救逆汤

◎伤寒脉浮，医以火迫劫之，亡阳必惊狂，卧起不安者，桂枝去芍药加蜀漆牡蛎龙骨救逆汤主之。[118]（112）

桂枝三两，去皮　甘草二两，炙　生姜三两，切　大枣十二枚，擘　牡蛎五两，熬　蜀漆三两，洗去腥　龙骨四两

上七味，以水一斗二升，先煮蜀漆，减二升，内诸药，煮取三升，去滓，温服一升。

《伤寒论》中龙骨、牡蛎之用量以本方为最大。常用于心阳受损，痰迷心窍，或惊恐扰乱心神所致惊悸证候。蜀漆即常山苗，药房多不备。

烦汗

◎欲自解者，必当先烦，烦乃有汗而解。何以知之？脉浮，故知汗出解。[124]（116）

风寒表证服药欲解之时，多先烦，欲去衣被。烦躁程度与风寒郁闭程度一般成正比。郁甚、烦甚，汗必多出方解。

桂枝加桂汤

◎烧针令其汗，针处被寒，核起而赤者，必发奔豚，气从少腹上冲心者，灸其核上各一壮，与桂枝加桂汤，更加桂枝二两也。[125]（117）

此方所以用桂枝，原因有二。所谓桂枝治"气上冲者"，此其一也；重用桂枝温阳，镇寒气上逆，此其二也。

奔豚有多种，此条所治者俗称"肾气奔豚"。40多年前在乡下曾治一妪，诉每于清晨未起之时，便觉有气由股或少腹上冲心胸，已多年，同时患有五更泻。笔者适学中医未久，径照书本予本方合四神丸数剂，未作加减，不意药后奔豚气和五更泻皆愈。

桂枝甘草龙骨牡蛎汤

◎火逆下之，因烧针烦躁者，桂枝甘草龙骨牡蛎汤主之。[126]（118）

桂枝一两，去皮　甘草二两，炙　牡蛎二两，熬　龙骨二两

上四味，以水五升，煮取二升半，去滓，温服八合，日三服。

该方桂枝用量较桂枝甘草汤少三两。笔者常用本方治心阳不足，心神不安者。

临床治心虚而烦悸，常依证选用不同方剂：心阳不足，桂枝甘草汤；兼心神不敛，桂甘龙牡汤；水气凌心，苓桂剂；气血营卫不足，小建中汤；阴阳俱损，炙甘草汤。

参考文献

①姚荷生. 中医内科学评讲［M］. 北京：人民卫生出版社，2014.

②许良培. 用葛根汤治疗流行性脑脊髓膜炎的临床介绍［J］. 江苏中医，1964（11）：18.

③关庆增.《伤寒论》方证证治准绳［M］. 大连：大连出版社，1998.

④高飞. 对贯众治疗风寒表实证流感价值的质疑［J］. 中国中医药杂志，2006，21（1）：40.

⑤刘渡舟. 论发汗解表法中的片面性［J］. 山西中医，1997，13（4）：4.

⑥中医研究院革命委员会. 蒲辅周医案［M］. 北京：人民卫生出版社，1972.

⑦杨树达. 论语疏证［M］. 2版. 上海：中华书局，1980.

⑧高飞. 论"阴阳自和必自愈"［J］. 山东中医学院学报，1985，9（4）：11.

⑨李宇铭. 伤寒六经原意［M］. 北京：中国中医药出版社，2014.

⑩李宇航.《伤寒论》方药剂量余配伍比例研究［M］. 北京：人民卫生出版社，2015.

⑪高飞. 小柴胡汤证解析（一）［J］. 北京中医学院学报，1988，11（6）：16-20.

⑫高飞. 小柴胡汤证解析（二）［J］. 北京中医学院学报，1989，12（1）：19-20.

⑬彭子益. 圆运动的古中医学［M］. 北京：中国中医药出版社，2007.

⑭高飞. 大柴胡汤证解析［J］. 中医研究，1989（4）：5.

⑮高飞. 中医学对MODS的认识［M］//盛志勇，胡森. 多器官功能障碍综合征. 北京：科学出版社，1999.

⑯高飞. 柴胡加龙牡汤证解析［J］. 国医论坛，1990（1）：4.

伤寒习惯

第三章　辨太阳病脉证并治下

太阳病下篇主要讲邪气结聚病证。由结胸始，脉、舌、证候与脏结对照，起病成因与痞证鉴别；治有禁忌，病有不治；证分大、小、寒、热，法有汤、丸及散。又列举热入血室、心下支结、阳微结等邪结之证。续讲痞证，痰、饮、虚、火、水，兼及痞硬诸证。在阳明病之前，谈及邪传阳明出现的热证。以风湿三方和炙甘草汤证治殿后。

方药证治

大陷胸丸

◎病发于阳，而反下之，热入因作结胸；病发于阴，而反下之，因作痞也。所以成结胸者，以下之太早故也。[138]（131）

◎结胸者，项亦强，如柔痉状，下之则和，宜大陷胸丸。[139]（131）

大黄半斤　葶苈子半升，熬　芒硝半升　杏仁半升，去皮尖，熬黑

上四味，捣筛二味，内杏仁、芒硝，合研如脂，和散，取如弹丸一枚，别捣甘遂末一钱匕、白蜜二合，水二升，煮取一升，温顿服之，一宿乃下，如不下，更服，取下为效，禁如药法。

成本分作2条，赵本为1条。

《伤寒论》丸方有五，服法有别。抵当丸、大陷胸丸用煮丸法；理中丸研碎用沸汤调后服；麻子仁丸、乌梅丸直接服用。

笔者治胸间停痰饮，喘息不得卧，兼二便不通，体质尚可者，偶用大陷胸丸二三剂攻之。因方中杏仁主"咳逆上气"，葶苈子"破坚逐邪，通利水道"，配伍硝、黄攻下，恰合此用。

《神农本草经》谓甘遂主"大腹疝瘕，腹满，面目浮肿，留饮宿食，破癥坚积聚，利水谷道"。因其有毒，现药房通常不备，一般于方中减去不用。

《温病条辨》宣白承气汤取大黄、杏仁，另加石膏、瓜蒌皮，用治"喘

促不宁，痰涎壅滞，右寸实大，肺气不降者"，临床可以参考。

◎ 结胸证，其脉浮大者，不可下，下之则死。［140］（132）

"脉浮大"，注家有作邪未全入里解者，如成无己、吴谦；有作正气涣散解者，如卢之颐、张锡驹。卢曰："大则病犹增进，浮则阳唯涣越，此正不敌邪，故脉与病反，戒不可下，下之则死"（《仲景伤寒论疏钞金铋》）。

大陷胸汤

◎ 太阳病，脉浮而动数，浮则为风，数则为热，动则为痛，数则为虚。头痛发热，微盗汗出，而反恶寒者，表未解也。医反下之，动数变迟，膈内拒痛，胃中空虚，客气动膈，短气躁烦，心中懊憹，阳气内陷，心下因硬，则为结胸。大陷胸汤主之。若不结胸，但头汗出，余处无汗，剂颈而还，小便不利，身必发黄。［142］（134）

大黄六两，去皮　芒硝一升　甘遂一钱匕

上三味，以水六升，先煮大黄，取二升，去滓；内芒硝，煮一两沸，内甘遂末，温服一升，得快利，止后服。

◎ 伤寒六七日，结胸热实，脉沉而紧，心下痛，按之石硬者，大陷胸汤主之。［143］（135）

◎ 太阳病，重发汗而复下之，不大便五六日，舌上燥而渴，日晡所小有潮热，从心下至少腹硬满而痛不可近者，大陷胸汤主之。［145］（137）

上引三条，结胸有因误下者，有邪自入里者，故临床所见结胸，表证误下未必，邪气内陷定然。其因客气动膈，阳气内陷；其证心下硬、膈内拒痛，或心下痛、按之石硬，甚则从心下至少腹硬满而痛不可近，另有短气躁烦、心中懊憹、不大便五六日、日晡所小有潮热等；其脉沉紧，或动数变迟；其舌燥而渴；其病位在心下，或延及少腹，或"水结在胸胁"［144］（136）；其病机"热实"，治以大陷胸汤。

《经方实验录》记载大陷胸证案例2则，尤其按语中颇多记述，可资参考。曹颖甫谓"太阳之传阳明也，上湿而下燥"，"胸膈有湿痰，肠胃有热结"。

现有将大陷胸汤用于渗出性胸膜炎、急性腹膜炎、肠梗阻治疗的报道。

小陷胸汤

◎ 小结胸病，正在心下，按之则痛，脉浮滑者，小陷胸汤主之。[146]（138）

黄连一两　半夏半升，洗　栝楼实大者一枚

上三味，以水六升，先煮栝楼，取三升，去滓；内诸药，煮取二升，去滓，分温三服。

笔者未用过大陷胸汤，而小陷胸汤却经常使用。临床常用小陷胸汤治心下满痛，或胸痹属痰热者。兼反酸者合左金丸，兼胸滞者合栀子豉汤，兼气逆者合半夏厚朴汤。若胸痹，则常与瓜蒌薤白半夏汤，或枳实薤白桂枝汤，或丹参饮子合用。

医案38——小结胸案一

刘男，57岁，2014年11月12日就诊。

初诊：患者诉心下痞痛，上逆胸背，久治不效，便秘，脉弦，舌淡苔白。

［辨证］小结胸证。

［治法］化痰宣痹。

［方药］小陷胸汤合丹参饮子。

黄连3克、半夏12克、瓜蒌30克、丹参12克、檀香6克、砂仁6克，7剂，水煎服。

二诊（1周后）：称大便畅通，胸脘痞痛气逆俱减。

医案39——小结胸案二

孙男，61岁，2013年8月17日就诊。

初诊：患者诉心下痞满，夜卧明显，常憋闷致醒；脉弦，舌胖齿痕苔白。

［辨证］小结胸证。

［治法］化痰宣痹。

［方药］小陷胸汤合枳实薤白桂枝汤。

黄连6克、半夏12克、瓜蒌30克、桂枝12克、薤白12克、檀香6克、砂仁6克，7剂，水煎服。

二诊：患者称服第4剂起，大便日行三四次，胸闷减轻。

［方药］因咳，于上方加茯苓15克、杏仁9克、五味子6克，续服10剂。

医案 40——心下支结案

陈女，48岁，2017年1月19日就诊。

初诊： 患者诉心下支结，有束缚感，扪之稍感不适。

[方药] 小陷胸汤合左金丸。

瓜蒌24克、黄连5克、半夏12克、吴茱萸2克，6剂。

服2剂即愈。

医案 41——胸满气逆案

魏女，45岁，2013年8月17日就诊。

初诊： 患者诉近1个月来突发胸膈膜胀数次，每次持续数十分钟，咽中窒，嗳气；脉稍弦，舌暗苔白。

[辨证] 痰气郁结胸膈。

[方药] 小陷胸汤、栀子豉汤、半夏厚朴汤合方。

黄连3克、半夏15克、瓜蒌30克、炒栀子6克、豆豉12克、厚朴9克，5剂，水煎服。

服之而安。

医案 42——胸痹案

陈男，64岁，2013年8月17日就诊。

初诊： 患者诉因情志不遂，致胸闷气短、叹息。脉弦，苔黄。

[方药] 小陷胸汤合丹参饮子。

黄连3克、半夏12克、瓜蒌30克、丹参15克、檀香6克、砂仁6克，6剂，水煎服。

服后即愈。

白散

◎寒实结胸，无热证者，与三物小陷胸汤。白散亦可服。[149]（141）

桔梗三分　巴豆一分，去皮心，熬黑，研如脂　贝母三分

上三味为散，内巴豆，更于白中杵之，以白饮和服，强人半钱匕，羸者减之。病在膈上必吐，在膈下必利。不利，进热粥一杯，利过不止，进冷粥一杯。

《金匮要略·肺痿肺痈咳嗽上气病脉证治》附《外台秘要》桔梗白散"治咳而胸满，振寒，脉数，咽干不渴，时出浊唾腥臭，久久吐脓如米粥者，为

肺痈"。

《本经疏证》载："散中用桔梗为疏通气分之主。夫开导胸中之气，仲景于大承气汤、小承气汤、栀子厚朴汤，莫不用枳朴，此偏不用何哉？盖病有上下，治有操纵。结在上者，宿痰、停饮也。故凡结胸，无论热实、寒实，宁用甘遂、葶苈、巴豆，不用枳朴，如大陷胸汤丸、白散是也。结在中下，始热与实浃，气随热化，则于荡涤邪秽中，疏利其与邪为伍之气，大小承气等汤是也。"

现药房通常不备巴豆。郑州肥儿丸（现名健儿药丸／片）中含巴豆霜，功能破积驱虫、开胃进食，用治小儿食积、乳积、发热腹胀、呕吐滞下及腹痛等症。笔者亦常备，以应不时之需。

热入血室

◎妇人中风，发热恶寒，经水适来，得之七八日，热除而脉迟身凉，胸胁下满，如结胸状，谵语者，此为热入血室也，当刺期门，随其实而取之。[151]（143）

◎妇人中风，七八日续得寒热，发作有时，经水适断者，此为热入血室。其血必结，故使如疟状，发作有时，小柴胡汤主之。[152]（144）

◎妇人伤寒，发热，经水适来，昼日明了，暮则谵语，如见鬼状者，此为热入血室，无犯胃气及上二焦，必自愈。[153]（145）

妇人经期外感，或外感不愈，延至、扰乱经期，可致邪气乘虚入结血室，表现为：①经水适来适断。②胸胁下满或少腹急结硬满。③寒热发作如疟。④谵语神乱。应对亦有不同：①期门是肝经募穴，由胸胁下满，知热入与血结于此，刺之以泄其实。②由寒热往来，知枢机不利，用小柴胡汤。③若能热随血下，勿药有喜，可期其自愈。倘若不能自愈者，亦当疏利气血，可参考太阳蓄血证治法，"犯"其下焦。

临床所见经期外感致热入血室，多表现为外感迁延不愈，或每逢经期即有发热或如感冒状。[101]（97）条"血弱气尽，腠理开，邪气因入，与正气相抟，结于胁下"，是邪结于少阳；此乃邪结于血室。二者皆系正气相对不足之际为邪气所乘，均可用小柴胡汤安内攘外。不过治疗热入血室证应于方中加活血药，使邪热随下血而去。笔者曾治疗多例每逢经期便感冒或低热者，于月事之前数日予服小柴胡汤加活血药味，多在一二个周期告愈。

医案 43——热入血室案

吉女，30 岁。

初诊：患者发热 20 余天，经治不愈。每日寒热往来，体温峰值可达 40℃，用解热剂大汗后热退，数小时后寒热又起，反复不已。

［辨证］初用小柴胡汤略有小效，询之初病时正值经期，辨为热入血室。

［方药］值月事将近，于小柴胡汤中加入桃仁、红花、牛膝等味。

又服几剂月经来潮，热随之而退。

柴胡桂枝汤

◎伤寒六七日，发热，微恶寒，肢节烦痛，微呕，心下支结，外证未去者，柴胡桂枝汤主之。［154］（146）

桂枝去皮　黄芩一两半　人参一两半　甘草一两，炙　半夏二合半，洗　芍药一两半　大枣六枚，擘　生姜一两半，切　柴胡四两

上九味，以水七升，煮取三升，去滓，温服一升。

《金匮要略·腹满寒疝宿食病脉证治》引《外台秘要》称本方"治心腹卒中痛者"。

本方是小柴胡汤与桂枝汤的合方。方取小柴胡之半和解少阳，燮理枢机；以桂枝汤之半调和营卫，解肌发表。本方用于治疗太阳未罢，邪入少阳之证。小柴胡汤能调理肝胆之气，桂枝汤能调和脾胃气血，故又能用于心腹卒痛等肝胆脾胃气血失和之证。

【 临床应用 】

柴胡桂枝汤现常用于治疗外感病、腹痛（肝胆胰肠胃疾患、急腹症）、癫痫、皮肤感觉异常、神经血管性浮肿等疾患。

老师善治肝病，自制数方，其中之一即以本方去大枣，加鳖甲、牡蛎、红花、茜草等软坚化瘀之味，治疗慢性肝炎、肝脾肿大及早期肝硬化等，出现腹胀、胁痛如针刺、面色黧黑、舌质紫暗或有瘀斑者，坚持久服，常有良效。

日本学者相见三郎以小柴胡汤合桂枝加芍药汤治疗癫痫。他认为癫痫也是休作有时，是表现在精神方面的正邪分争，属小柴胡汤证；血弱气尽则是发生癫痫的基础，属桂枝加芍药汤证。相见三郎还发现癫痫患者常常具有胸胁苦满和腹直肌拘挛的腹证，也是使用本方的依据。①

有一学兄是脾胃病专家，平素遇外感发热只凭一方，多能取效，即柴胡桂枝汤也。

笔者治外感风寒而发热，若肢节痛明显者，一般首选本方，芍药用赤芍。若治腹痛、癫痫，芍药用白芍。

医案 44

昔治一腹型癫痫患儿，发则腹痛颇剧，但扪之无包块，无压痛，脑电图异常。用柴胡桂枝汤有所减轻，但未治愈。

医案 45

一同事慢性阑尾炎急性发作，右下腹疼痛、压痛，低热，予柴胡桂枝汤合大黄牡丹汤，数剂而安。

老师在《刘渡舟伤寒论讲稿》中讲到的"肝气窜"，临床不时可见，多为中年女性，周身气窜，气至之处则不舒，按之便嗳气连作，稍安，须臾又作。适用本方。

【应用要点】

1. 抓主证

据统计，柴胡桂枝汤证常见症状为食欲不振、发热恶寒或往来寒热、口苦、恶心呕吐、肢节疼或身体痛、汗出、头痛、疲乏、心烦、脘腹疼痛、胸满胁痛、口干、心下痞等；常见舌脉为浮弦、弦细、弦数脉，薄白、薄黄、黄白相兼苔[②]。

2. 抓病机

柴胡桂枝汤证以枢机不利、营卫不和为中心病机。因子分析结果提示本方证具有外感、内伤两方面的病机。就外感而言，其病机为血弱气尽，营卫不和，邪正相搏；就内伤而言，其病机是肝胆不利，脾胃失和[②]。

3. 辨证要点

（1）太阳少阳并病见症：发热、微恶寒、肢节烦疼、微呕、胸胁满等。

（2）脘、腹、胁部见症：心下支结、心腹卒痛等。

其病位主要在四肢或脘腹。

柴胡桂枝干姜汤

◎伤寒五六日，已发汗而复下之，胸胁满微结，小便不利，渴而不呕，但头汗出，往来寒热，心烦者，此为未解也，柴胡桂枝干姜汤

主之。［155］（147）

柴胡半斤　桂枝三两，去皮　干姜二两　栝楼根四两　黄芩三两　牡蛎二两，熬　甘草二两，炙

上七味，以水一斗二升，煮取六升，去滓，再煎取三升，温服一升。日三服，初服微烦，复服汗出便愈。

《金匮要略·疟病脉证并治》引《外台秘要》称本方"治疟寒多微有热，或但寒不热"。

本条注家多有歧义，主要是对"小便不利，渴"的认知不同，学习者易纠结于伤津和停饮之间。成无己以为"汗下后，亡津液内燥也"，钱璜、郑重光、吴谦意见略同；张志聪以为"三焦不和，故小便不利"；黄元御认为"脾湿肝遏，小便不利，胆火刑肺，是以渴生"。诸注家中，以唐容川见解较优，《伤寒论浅注补正》载："已发汗，则阳气外泄矣，又复下之，则阳气下陷，水饮内动，逆于胸胁，故胸胁满微结，小便不利；水结则津不升，故渴。此与五苓散证同一意也。阳遏于外，不得四散，但能上冒，为头汗出；而周身阳气欲出不能，则往来寒热，此与小柴胡证同一意也。"

黄元御《伤寒悬解》称"此为少阳之经而传太阴之脏"，颇有见地。

【现代认识】

（1）《伤寒论译释》载："太阳病汗下后，邪陷少阳，水饮微结，阳气郁遏。"[③]

（2）《伤寒论讲义》载："少阳病兼水饮内结。"[④]

（3）《陈慎吾伤寒论讲义》载："注家多解伤津，然本方治饮甚效。见症中如微结、小便不利、渴，俱属水饮之征。不呕者，以水在胸胁，不在胃也；出汗者，邪气上壅之候；往来寒热、心烦，并上述胸胁满微结者，属柴胡证也。本方主治属饮家有阴证机转者。"[⑤]

（4）胡希恕：本方证乃柴胡证陷于阴证。

（5）《刘渡舟伤寒论讲稿》载："邪传少阳，气化失常，津液不布，有太阴病阴证的机转。本方用于治疗少阳病而兼脾家虚寒的证候，与大柴胡汤治疗少阳病而兼阳明胃家热实的证候相比，恰有寒热虚实对照鉴别的意义。少阳不但为表里之枢，也为阴阳之枢，故临近于太阴。当少阳病内及太阴之时，则可并见肝胆郁热和脾家虚寒之象。"刘渡舟老师以"胆热脾寒"归纳本方证病机，甚是精辟。

伤寒心悟

【方解】

柴胡桂枝干姜汤是小柴胡汤加减变化而来，因其证症见心烦、渴而不呕、胸胁满微结，故于小柴胡汤中去半夏、人参、大枣，加栝楼根、牡蛎。方中柴胡、黄芩同用，以和解少阳之邪；栝楼根、牡蛎并用，能散结逐饮生津；桂枝、干姜、炙甘草通阳化阴以行三焦。诸药同用，有和解散结、化饮除疟之功。原用治：①邪入少阳，枢机不利，津液不布或兼痰饮内结证。②疟病寒多热微，或但寒不热。方后注云"初服微烦，复服，汗出便愈"，是药后阳达津布，正复邪却的反应。

方中牡蛎、栝楼根的功用值得讨论。二味并用还可见于栝楼牡蛎散，用治"百合病渴不瘥者"；牡蛎泽泻散，用治"大病瘥后，从腰以下有水气者"。《神农本草经》谓栝楼根主"消渴，身热烦满，大热"；牡蛎主"伤寒寒热，温疟洒洒，惊恚怒气，除拘缓鼠瘘，女子带下赤白"。牡蛎泽泻散证并未言"渴"，而亦用栝楼根，可知栝楼根不仅用于生津也。《陈慎吾伤寒论讲义》认为本方"以干姜温散寒饮，牡蛎、栝楼根并逐水饮"。笔者以为两药合用，有主消渴、散结滞、利水气之功。

【类证辨析】

小柴胡汤证与柴胡桂枝干姜汤证辨析详见表9。

表9　小柴胡汤证与柴胡桂枝干姜汤证类证辨析

机制	小柴胡汤证	柴胡桂枝干姜汤证
血弱气尽，腠理开，邪气因入，与正气相搏，结于胁下，正邪分争	胸胁苦满，或胁下满，胁下痞硬，胸满胁痛；往来寒热，休作有时	胸胁满微结，往来寒热
胆郁化火	心烦	心烦
脏腑相连，其痛必下，邪高痛下（是否影响到胃？——胃逆？脾陷？）	喜呕，默默不欲饮食	不呕
邪结，津虚，气化失常	或渴，或小便不利	但头汗出，小便不利，渴
上焦得通，津液得下，胃气因和；通阳化阴，阳达津布，正复邪却	身濈然汗出而解	初服微烦，复服，汗出便愈

【临证经验】

笔者以柴胡桂枝干姜汤治疗发热类疾患上百例，体会到本方除用于少阳不和、水饮内停及发热寒多热少外，还可用于以下几种情况。

（1）发热较久、体质偏弱者。其证候一般亦适用小柴胡汤，但患者体质较差，尤其脾虚者，用本方疗效较佳。

（2）阳微结证。阳微结证亦属枢机不利、少阳郁结之证，《伤寒论》云"可与小柴胡汤"，笔者认为（147）（148）两条"微结"前后呼应，病机相似，故亦可用柴胡桂枝干姜汤。与小柴胡汤证相比，本方证正气愈加偏虚，邪气结滞偏甚，正虚邪结互为因果。

（3）年老体弱的肺炎患者。虽经多种抗生素治疗，而发热、咳嗽经久不愈，或兼见纳少、腹胀、便溏者，施用本方后多能好转向愈，体质状况亦有改善。笔者常于方中加五味子。干姜与五味子相伍，是仲景常用治咳要药。

（4）悬饮（渗出性胸膜炎）兼有发热者，常于方中加白芥子，或桔梗、枳壳。

（5）亚急性甲状腺炎患者。该病与免疫失调有关，柴胡桂枝干姜汤扶正祛邪，可辨证施用。

（6）心悸，属肝郁而心脾不足者。

（7）痰核、瘰疬、乳癖患者。

医案 46——亚急性甲状腺炎案

郭男，48 岁，2001 年 10 月 25 日就诊。

初诊：患者诉反复咽、颈部疼痛伴发热 1 年余，诊断为亚急性甲状腺炎。初发病用激素治疗有效，近又复发。现发热，体温 39℃左右，咽、颈部疼痛，吞咽痛甚，心悸汗出，已服泼尼松 50 毫克／隔日，共 2 周，症状控制不理想。尤其服泼尼松次日午后症状加重。脉细弦数，苔白。

［辨证］考虑为枢机不利，邪气结滞，正气偏虚之证。

［方药］柴胡桂枝干姜汤加减。

柴胡 18 克、黄芩 10 克、桂枝 10 克、花粉 15 克、生牡蛎 40 克、白芍 10 克、知母 10 克、干姜 6 克、五味子 10 克、炙甘草 6 克，7 剂，水煎服。

二诊（11 月 1 日）：患者发热退，咽、颈部疼痛减轻。嘱泼尼松可加速减量。脉稍数，苔白。

［治法］改用补中益气、升阳泻阴之法。

调理 2 个月，至激素减停而告愈。

医案 47——心悸案

孙女，40 岁，2017 年 4 月 6 日就诊。

初诊：患者诉时感心悸、气短，常以手冒之，寐差，易急躁，口干，下利。脉急促，舌胖苔白薄。

[辨证] 肝郁心脾两虚证。

[方药] 柴胡桂枝干姜汤加黄芪18克、茯苓15克，7剂，水煎服。

二诊（4月12日）：诸症均明显改善。脉较前略缓和，苔白。

[方药] 原方续服7剂。

按：本例主诉心悸，辨为肝郁而心脾两虚。"心下悸，欲得按"本当用桂枝甘草汤，若兼"烦躁"，恐心神浮越，可用桂甘龙牡汤。而柴桂姜汤中桂、甘、牡蛎共用，寓有桂甘龙牡之意，亦与此案契合，故有桴鼓之效。

医案48——口苦便溏案

温女，55岁，2013年9月17日就诊。

初诊：患者诉清晨口苦数月，有时脘腹不舒，大便偏软。脉细数，舌苔白。

[辨证] 胆热脾寒。

[方药] 柴胡桂枝干姜汤原方，6剂愈。

医案49——痰核案

张女，36岁，2013年4月25日就诊。

初诊：患者诉乏力近1个月，病初鼠蹊部肿痛，晨起面目虚浮、手胀，胃纳好，转氨酶升高。脉沉稍弦，舌苔白。

[辨证] 痰核（肝郁脾湿）。

[方药] 柴胡桂枝干姜汤。

柴胡12克、黄芩9克、桂枝9克、生牡蛎30克、天花粉15克、甘草6克、黄芪30克、茵陈15克，7剂，水煎服。

二诊（5月2日）：患者乏力、面浮、手胀俱减轻，舌脉同前。

[方药] 上方加茯苓15克。

12剂愈。

三诊（10月31日）：近期两腋下微肿且痛，脉沉稍弦，苔薄。

[方药] 上方7剂。

腋下肿痛愈。

医案50——瘰疬案

贾男，20岁，2018年3月14日就诊。

初诊：患者数年前曾患坏死性淋巴结炎，经笔者治愈。近又复发，高热，颈部、颌下等多处淋巴结肿大。用泼尼松20毫克/日，经治数日，症状无改善，由鲁来京。患者体瘦，脉弦细数，舌苔白。颈、颌淋巴结肿大，扪之稍硬。

［辨证］瘰疬。马刀侠瘿，乃胆足少阳之脉"是主……所生病"。

［方药］柴胡桂枝干姜汤合升降散加减。

柴胡15克、黄芩9克、桂枝9克、干姜6克、生牡蛎30克、天花粉15克、连翘9克、僵蚕6克、姜黄9克、甘草6克，15剂，水煎服。

患者服药后三四日，体温降至正常，肿大淋巴结变软，泼尼松减至15毫克/日。但19日夜起，腹胀即泻（无饮食不适或受凉史），即来电话咨询。嘱20日停药1天观察，未下利，遂继续服用。21日服药后又水泻4次，但余无不适，且肿大淋巴结明显回缩，判为排邪反应，即瞑眩也。嘱继续服药并减激素。15剂药尽，淋巴结已恢复正常。泼尼松减至5毫克/日。

【应用要点】

1. 抓主证

除原文所示外，有学者统计了国内外103例柴胡桂枝干姜汤医案，出现最多的症状依次为往来寒热、胸胁苦满、心下悸动、自汗、食欲不振、口渴、胁痛、神疲乏力、大便不调、小便不利、眩晕、腹胀、口苦咽干、恶心、失眠、消瘦、腹痛、肩背酸痛、喘促、头痛、心烦等，舌质多淡，脉多弦、细、沉、数[⑥]。

2. 抓病机

本方证与小柴胡汤证相比，偏于正虚，常伴有邪气结滞。其病机在外感病方面主要为少阳枢机不利，正虚邪结，祛邪无力；在杂病方面主要为胆热脾寒。可归纳为以下几条。

（1）少阳病见太阴病机转（概括外感）。

（2）胆热脾寒（概括杂病）。

（3）正气不足，邪气结滞：①少阳病兼水饮内结，如悬饮。②邪正交争而邪略胜正，如牝疟。③（148）条"阳微结"。

3. 辨证要点

（1）少阳见症：往来寒热、胸胁满、心烦、默默不欲食、口苦咽干等。

（2）邪气结滞见症：头汗出、小便不利、胸胁脘腹结块、停饮等。

（3）正虚见症：寒多热少、腹胀、泄泻、神疲乏力。一般病程较久，患者处于祛邪无力的状态。

阳微结

◎伤寒五六日，头汗出，微恶寒，手足冷，心下满，口不欲食，大便硬，脉细者，此为阳微结，必有表，复有里也。脉沉亦在里也。汗出为阳微。假令纯阴结，不得复有外证，悉入在里，此为半在里半在外也。脉虽沉紧，不得为少阴病。所以然者，阴不得有汗，今头汗出，故知非少阴也，可与小柴胡汤。设不了了者，得屎而解。［156］（148）

在康平本《伤寒论》中，"此为阳微结，必有表，复有里也。脉沉亦在里也"18 字为旁注，"汗出为阳微。假令纯阴结，不得复有外证，悉入在里，此为半在里半在外也。脉虽沉紧，不得为少阴病。所以然者，阴不得有汗，今头汗出，故知非少阴也"58 字为嵌注。由此引起后人对"半表半里"概念的争议。

康平本《伤寒论》中将注文与正文分别开来的条文不少，或有助于解惑释疑。章太炎、杨绍伊认为注文出自王叔和。钱超尘⑦认为"康平本《伤寒论》与宋本《伤寒论》均来源于同一足本——王叔和《张仲景方》"，二者皆避隋文帝杨坚之"坚"字，改为"硬"或"固"，但康平本《伤寒论》不避宋讳"玄"字，而宋本《伤寒论》则改"玄武汤"为"真武汤"。因而钱超尘⑦推断"康平本《伤寒论》亦属隋本系列，但未经北宋校正医书局林亿等校订"，而"是据明末赵开美翻刻宋本加以离析分合而成书的"。

笔者认为，本条承接柴胡桂枝干姜汤，而柴桂姜汤证病机之一是正虚邪结，故本条阳微结证"可与小柴胡汤"，亦可酌情与柴胡桂枝干姜汤。

柴胡剂群类证辨析

柴胡汤类方包括小柴胡汤、大柴胡汤、柴胡加芒硝汤、柴胡加龙骨牡蛎汤、柴胡桂枝汤、柴胡桂枝干姜汤等，其中小柴胡汤为基本方。小柴胡汤证表现为口苦、咽干、目眩、往来寒热、胸胁苦满、嘿嘿不欲饮食、心烦喜呕等典型的少阳枢机不利和胆气内郁证候；柴胡桂枝汤系小柴胡汤与桂枝汤的合方，该方证除见少阳证候外，尚兼有发热、微恶风寒、肢节烦痛等太阳表证症状；大柴胡汤证则为少阳病兼"热结在里"，可见心下急结、心中痞硬、呕不止、郁郁微烦、便秘或下利臭秽等里热壅实症状；柴胡加芒硝汤证介于小柴胡汤证与大柴胡汤证之间，其里实不甚，而正气相对偏虚；柴胡桂枝干姜汤证病机为少阳病兼痰饮内结或脾家虚寒，可见胸胁满微结、小便不利、渴而不呕、但头汗出、往来寒热或寒多热少，以及腹胀、便溏、纳差等症；柴胡加龙骨牡蛎汤证为病入少阳，邪气弥漫，心神被扰之证，症见胸满烦惊、小便不利、谵语、身重不可转侧等。柴胡加龙骨牡蛎汤证因子结构及判别分析的结果表明，该方证较小柴胡汤证偏于邪实，较大柴胡汤证偏于正虚，与方中参、芩、桂、黄并用，补泄、温清兼施的组方特点是相应的。⑧

《伤寒杂病论》以桂枝汤、小柴胡汤为核心构成两大剂群，具有举足轻重之地位。陈修园《长沙方歌括·劝读十则》中第六劝为"桂枝汤、小柴胡汤，无论伤寒杂病，阳经阴经，凡营卫不和者，得桂枝而如神；邪气不能从枢机而外转者，得柴胡而如神"。

半夏泻心汤

◎伤寒五六日，呕而发热者，柴胡汤证具，而以他药下之，柴胡证仍在者，复与柴胡汤。此虽已下之，不为逆，必蒸蒸而振，却发热汗出而解。若心下满而硬痛者，此为结胸也，大陷胸汤主之。但满而不痛者，此为痞，柴胡不中与之，宜半夏泻心汤。［157］（149）

◎呕而肠鸣，心下痞者，半夏泻心汤主之。（十七·10）

半夏半升，洗　黄芩　干姜　人参　甘草炙，各三两　黄连一两　大枣十二枚，擘

上七味，以水一斗，煮取六升，去滓，再煎取三升，温服一升，日三服。

老师常讲"脾主斡旋"，是说脾胃居中焦，主受纳运化，升清降浊。如《素问·经脉别论》所言："饮入于胃，游溢精气，上输于脾，脾气散精，上归于肺，通调水道，下输膀胱，水精四布，五经并行，合于四时五脏阴阳，揆度以为常也。"即《素问·太阴阳明论》所载脾能"为胃行其津液"之理。若脾胃失于斡旋，升降失司，则否塞于中，而成痞证。

陈蔚曰："痞者，否也，天气不降地气不升之义也，芩、连大苦，以降天气，姜、枣、人参，辛甘以升地气，所以转否而为泰也。君以半夏者，因此证起于呕，取半夏之降逆止呕如神。亦即小柴胡汤去柴胡加黄连，以生姜易干姜是也。"（《长沙方歌括》）

《周易》对痞的描述如图 3 所示。

痞 心下满，按之自濡

> ← "天地不交，否。" "天地不交而万物不通也。"
>
> "天地交，泰。" "天地交而万物通也。" →
>
> 《周易》

图 3　否卦与泰卦

痞证临床甚为多见，因上下不交，多表现为上热下寒，半夏泻心汤恰对此证，为诸泻心汤之代表。

本方证及与诸泻心汤之比较、应用，各家论之甚详。本方是经方医生治疗脾胃升降失和的主要方剂，临证用之颇多。

◎脉浮而紧，而复下之，紧反入里，则作痞，按之自濡，但气痞耳。[159]（151）

"按之自濡"是痞证特点，大多如此。但也有"痞硬"者，如生姜泻心汤证、甘草泻心汤证、旋覆代赭汤证、桂枝人参汤证等。对心下痞而硬者，笔者有时学叶天士加枳实，或更加芍药。

十枣汤

◎太阳中风，下利，呕逆，表解者，乃可攻之。其人漐漐汗出，发作有时，头痛，心下痞硬满，引胁下痛，干呕短气，汗出不恶寒者，此表解里未和也，十枣汤主之。[160]（152）

◎病悬饮者，十枣汤主之。（十二·22）

芫花熬　**甘遂**　**大戟**

上三味，等分，各别捣为散，以水一升半，先煮大枣肥者十枚，取八合，去滓，内药末。强人服一钱匕，羸人服半钱，温服之，平旦服。若下少，病不除者，明日更服，加半钱，得快下利后，糜粥自养。

《素问·脏气法时论》载："毒药攻邪，五谷为养，五果为助，五畜为益，五菜为充。气味合而服之，以补精益气。此五者，有辛酸甘苦咸，各有所利，或散或收，或缓或急，或坚或软，四时五脏，病随五味所宜也。"《素问·五常政大论》载："大毒治病，十去其六……谷肉果菜，食养尽之，无使过之，伤其正也。"十枣汤组方符合《黄帝内经》毒药攻邪，食物养正的观念。瓜蒂散亦是。

饮为阴邪，"平旦服"，恐是借助天时阳气。悬饮位于肺外胸胁之间，属焦膜病，涉及少阳。"少阳病欲解时，从寅至辰上"，正含平旦时分。"温服"，亦借力之举措。

十枣汤为逐饮峻剂，早年曾用治悬饮，现一般用他法代替，如控涎丹。

附：控涎丹（《三因极一病证方论》）

控涎丹又名子龙丸、妙应丸。甘遂、大戟、白芥子各等分，为细末，面糊为丸，梧桐子大，每服5~10丸，食后或临卧用姜汤送下。功能祛痰逐饮。治痰饮伏在膈上下，忽然颈项、胸背、腰胯痛不可忍，筋骨牵引作痛，走易不定，或手足冷痹，或头痛不可忍，或神志昏倦多睡，或饮食无味，痰唾稠黏，夜间喉中痰鸣，多流涎唾。

《医方集解》载："此手足太阳太阴药也。（十枣汤加减，行水例药，亦厉剂。）李时珍曰：痰涎为物，随气升降，无处不到，入心则迷，成癫痫；入肺则塞窍，为喘咳背冷；入肝则膈痛干呕、寒热往来；入经络则麻痹疼痛，入筋骨则牵引钓痛，入皮肉则瘰疬痈肿。陈无择《三因方》并以控涎丹主之，殊有奇效，此乃治痰之本。痰之本，水也，湿也。得气与火，则结为痰。大戟能泄脏腑水湿，甘遂能行经隧水湿（直达水气所结之处），以攻决为用，白芥子能散皮里膜外痰气，唯善用者能收奇功也。"

大黄黄连泻心汤

◎ 心下痞，按之濡，其脉关上浮者，大黄黄连泻心汤主之。[162]（154）

大黄二两　黄连一两

上二味，以麻沸汤二升渍之，须臾，绞去滓。分温再服。

此条乃火痞证治，制作堪称妙法。

《刘渡舟伤寒论讲稿》中提到，汉代淳于意擅用火齐汤，据说就是三黄泻心汤，所著《诊籍》中部分治案见载于《史记·扁鹊仓公列传》。笔者侍诊时曾见过刘渡舟老师用此方泻心火以治疗妇人闭经，即仿仓公用法。

20世纪七八十年代，流行以本方治疗上消化道出血。笔者1984年读研时曾因上消化道出血住院，用大黄粉、白及粉、云南白药口服数日，仍黑便不已，且腹鸣畏冷，频欲如厕。自忖脾胃虚寒，不宜大黄，自行减去不用，并自灸三里、中脘，加耳穴按压一两天，便血即止。是知呕血或便血，按辨证有虚实寒热之不同，属火者可用本方，属寒者当用理中、黄土汤辈。

笔者有时亦用本方开水渍服治疗火炎于上之鼻衄、目赤等。

附子泻心汤

◎心下痞，而复恶寒汗出者，附子泻心汤主之。[163]（155）

大黄二两　黄连一两　黄芩一两　附子一枚，炮，去皮，破，别煮取汁

上四味，切三味，以麻沸汤二升渍之，须臾，绞去滓，内附子汁，分温再服。

本方乃渍、煎分冶合剂，笔者曾用治鼻衄而足冷者。

医案 51——膝痛（上热下寒）案

患者，女，81 岁，2020 年 5 月就诊。

初诊：患者诉两膝疼痛、畏寒半年余，每天需服洛索洛芬钠片或洛芬待因片止痛，外用寒痛乐。时已初夏，犹着棉裤，上半身反觉热。自觉枕项部如物梗阻，有时血压偏高。

[辨证]上热下寒证。

[方药]附子泻心汤加味。

大黄 6 克、黄连 3 克、黄芩 6 克，开水渍 10 分钟；附子 9 克、葛根 30 克，煎 1 小时。合并服用。

二诊：服上方 10 剂，膝痛减轻，两膝已无需贴寒痛乐（已连续贴敷半年余），上半身热亦减轻，血压平稳。精神状态较前改善不少，自述病减六成。

水痞

◎本以下之，故心下痞，与泻心汤。痞不解，其人渴而口燥烦，小便不利者，五苓散主之。[164]（156）

水痞特点：心下痞而口渴欲饮，饮已痞甚，渴犹不解。小便或利或不利，不必拘泥。笔者观察发现，水痞常发生于渴久而暴饮之后，或伤于饮冷过多。用五苓散化气蠲饮，正合其治。

赵本"五苓散主之"后，有"一方云，忍之一日乃愈"。水痞之渴由气化不利而成，饮水无益，其渴不解，反增其害，水入不化，其痞益甚。"忍之"不饮，俟脾、肺、肾功能恢复，则"饮入于胃，游溢精气，上输于脾，脾气散精，上归于肺，通调水道，下输膀胱"，痞与小便不利或可自愈。不愈者，仍需五苓散。另由"一方云"来看，有药称之为方，何无药亦称之为

方耶？是方即法也。此与"损谷则愈"义同，不可因其无药而轻之。

生姜泻心汤

◎伤寒汗出，解之后，胃中不和，心下痞硬，干噫食臭，胁下有水气，腹中雷鸣，下利者，生姜泻心汤主之。[165]（157）

·生姜四两，切　甘草三两，炙　人参三两　干姜一两　黄芩三两　半夏半升，洗　黄连一两　大枣十二枚，擘

上八味，以水一斗，煮取六升，去滓，再煎取三升，温服一升，日三服。

生姜泻心汤即半夏泻心汤减干姜三两为一两，更加生姜四两。本条之水气痞与上条之水痞不同。此水气留滞胁下、脘腹、肠间，水谷不分，清浊逆乱，痞而干噫食臭、腹鸣下利。《神农本草经》谓干姜温中，主"肠澼下利"，而"生者尤良"，故重用生姜行散水气、和胃止逆。五苓散证之水痞重在脾失转输，气化不利，是痞与口渴、尿秘并见，故宜化气行水以消痞。二者一重在和胃，一重在运脾耳。

甘草泻心汤

◎伤寒中风，医反下之，其人下利日数十行，谷不化，腹中雷鸣，心下痞硬而满，干呕，心烦不得安。医见心下痞，谓病不尽，复下之，其痞益甚。此非结热，但以胃中虚，客气上逆，故使硬也，甘草泻心汤主之。[166]（158）

甘草四两，炙　黄芩三两　干姜三两　半夏半升，洗　大枣十二枚，擘　黄连一两

上六味，以水一斗，煮取六升，去滓，再煎取三升，温服一升，日三服。

◎狐惑之为病，状如伤寒，默默欲眠，目不得闭，卧起不安，蚀于喉为惑，蚀于阴为狐，不欲饮食，恶闻食臭，其面目乍赤、乍黑、乍白。蚀于上部则声喝，甘草泻心汤主之。（三·10）

《金匮要略》甘草泻心汤中用生甘草，且多人参三两。

本条甘草泻心汤治胃虚而客气上逆致痞，重用甘草补虚缓急。

痞者，上下不交，表现为上热下寒（或胃热脾寒）者较多，如下利而

兼见口疮。然亦有中焦虚寒而上下或四维皆热者，如狐惑，既可蚀于喉，又可蚀于阴。临床还可见脘腹畏寒，大便偏稀，而肌肤似热，或手足心热，或口苦尿黄等寒热症状交错并发。此可借李东垣说以释之。东垣认为，饮食劳倦，寒温不适，脾胃乃伤，而脾胃元气不足或下陷则为阴火乘之。"相火，下焦胞络之火，元气之贼也。火与元气不能两立，一胜则一负。脾胃气虚，则下流于肾肝，阴火得以乘其土位。"（《内外伤辨惑论》）东垣所制升阳散火汤即为补益中气、发散火郁之剂。

其次如黄元御，创"一气周流"说，尤重脾胃中气之升降顺逆，并认为其余诸脏腑气机之升降顺逆，皆取决于脾胃。

再次如彭子益，称"中气者，万物之生命也"（《圆运动的古中医学》），其所述天人相应、升降浮沉之"圆运动"亦以中气为轴。

由痞证证治来看，成就"脾胃论""一气周流""圆运动"等说者，《黄帝内经》《伤寒杂病论》是也。

旋覆代赭汤

◎伤寒发汗，若吐，若下，解后，心下痞硬，噫气不除者，旋覆代赭汤主之。[169]（161）

旋覆花三两　人参二两　生姜五两　代赭一两　甘草三两，炙　半夏半升，洗　大枣十二枚，擘

上七味，以水一斗，煮取六升，去滓，再煎取三升。温服一升，日三服。

旋覆代赭汤方中赭石：生姜为1：5。本方所治病在中焦，而代赭石为重坠之品，直走下焦，故用量宜小。

本方和胃补虚、降逆气、消痰饮，临床应用，多能迅速平抑噫气。但愈病亦有不同方式。曾治一冠心病心绞痛患者，时值冬季，一日为寒风所呛，遂呃逆不止，妨碍饮食和睡眠，甚至加重胸闷、心痛。数日不愈，延中医诊治。笔者见其体胖面黑、呃逆连作，予旋覆代赭汤。服已须臾，胸膈有气攻冲，遂大吐，呕出痰涎甚多，夹有宿食，呃逆立止。

医案 52——嗳气痛泄并作案

粟妪，78 岁，2015 年 6 月 18 日就诊。

初诊：患者诉嗳气频作，心悸气短，清晨腹痛即泻。询之有操劳、情志刺激史。脉弦动数，舌苔白。

［辨证］肝胃不和。

［方药］旋覆代赭汤合痛泻要方。

旋覆花 10 克（包）、代赭石 20 克、半夏 12 克、党参 12 克、生姜 30 克、甘草 6 克、防风 9 克、陈皮炭 12 克，5 剂，水煎服。

二诊（6 月 24 日）：服 1 剂腹痛即止，但早饭后即需排便。现嗳气已除，但觉舌痛，脉弦，苔白。

［方药］改用半夏泻心汤，7 剂。

桂枝人参汤

◎ 太阳病，外证未除，而数下之，遂协热而利，利下不止，心下痞硬、表里不解者，桂枝人参汤主之。［171］（163）

桂枝四两，别切　甘草四两，炙　白术三两　人参三两　干姜三两

上五味，以水九升，先煮四味，取五升，内桂，更煮取三升，去滓。温服一升，日再夜一服。

葛根芩连汤证的病机为表邪内陷，里热气逆，病涉阳明，治疗重用葛根从里达表，辅以芩、连清热止泻。桂枝人参汤证的病机为外证未除，里有虚寒，病涉太阴，治疗重用桂枝解肌，兼用人参汤温理中焦。

桂枝人参汤先煮四味，后纳桂枝：柯琴谓"使和中之力饶而解肌之气锐，于以奏双解表里之功"（《伤寒论注》）；王丙谓"使先煎者留中，后内者行表，仍不失先解其外之意"（《伤寒论注》）；陈蔚谓"欲其于治里药中越出于表，而解邪也"（《长沙方歌括》）。

笔者常用本方治心脾阳虚之胸痹。《金匮要略·胸痹心痛短气病脉证治》载："胸痹，心中痞，留气结在胸，胸满，胁下逆抢心，枳实薤白桂枝汤主之，人参汤亦主之。"胸痹之脉，阳微阴弦，"阳虚知在上焦"，故人参汤中加入桂枝，有助于温通心阳，以扫阴霾。

医案 53——心下痞硬下利案

患者，女，六旬，2018 年底就诊。

初诊：患者诉脐上痞硬，如旋盘，且下利。

［方药］桂枝人参汤合枳术汤。

桂枝 9 克、党参 9 克、白术 9 克、干姜 6 克、枳实 9 克、炙甘草 6 克，7 剂，水煎服。

服后即愈。

医案 54——鼻鼽案

张妪，83 岁，2017 年 4 月 26 日就诊。

初诊：患者鼻冷、清涕 3 个月，神疲。鼻准扪之如冰。左脉弦，舌胖苔白。

［辨证］脾肺阳虚证。

［方药］桂枝人参汤。

桂枝 9 克、党参 9 克、干姜 9 克、白术 9 克、甘草 6 克，7 剂，水煎服。

二诊（4 月 26 日）：药后鼻准渐温，清涕减少，精神稍增。

［方药］上方加黄芪 15 克，14 剂。

瓜蒂散

◎病如桂枝证，头不痛，项不强，寸脉微浮，胸中痞硬，气上冲喉咽，不得息者，此为胸有寒也。当吐之，宜瓜蒂散。［174］（166）

瓜蒂一分，熬黄　赤小豆一分

上二味，各别捣筛，为散已，合治之，取一钱匕，以香豉一合，用热汤七合，煮作稀糜，去滓。取汁和散，温顿服之。不吐者，少少加，得快吐乃止。诸亡血虚家，不可与瓜蒂散。

吐法今少用，应引起注意。"其高者，因而越之"，因势利导，是最便捷的愈病方式。笔者曾见一暴饮暴食致急性胃扩张者，病陷危殆，不得不急行手术，若及早吐之，谅不至此。

一般伤于酒食者，探吐法即可。胸中痰实较重，则宜借助药物。

吐法亦可解表。笔者曾治一过饱又伤于风寒者，膈脘满闷而头痛恶寒，教其先探吐出宿食，结果吐后自得汗出，表证亦解。

有报道以瓜蒂研末纳鼻中，流出较多黄水，可治黄疸病。

白虎加人参汤

◎伤寒无大热，口燥渴，心烦，背微恶寒者，白虎加人参汤主之。［177］（169）

背寒者，有阳虚"背恶寒"之附子汤证，有痰饮"背寒冷如掌大"之苓桂术甘汤证。本条"背微恶寒"是阳明热盛损伤津气，通常见于大汗之后，汗出肌疏使然。

◎伤寒脉浮，发热无汗，其表不解，不可与白虎汤。渴欲饮水，无表证者，白虎加人参汤主之。[178]（170）

伤寒表证禁用寒凉，以免寒凝冰伏，致使外邪不解，迁延难愈，或入里陡生变局。即使风热在表，也不宜过用寒凉，须清中有透，如银、翘、薄荷类，不能动辄板蓝根。当今表证误用寒凉者甚多，医多不省，危害甚矣。当谨遵蒲辅周"寒而毋凝"之训诫。清代刘奎在《松峰说疫》中提出"治瘟疫慎用古方大寒剂"，道理亦在此。

"脉浮，发热无汗，其表不解，不可与白虎汤"提示白虎汤证可见脉浮（大）、发热汗出。

黄芩汤

◎太阳与少阳合病，自下利者，与黄芩汤；若呕者，黄芩加半夏生姜汤主之。[180]（172）

黄芩汤方

黄芩三两　芍药二两　甘草二两，炙　大枣十二枚，擘

上四味，以水一斗，煮取三升，去滓，温服一升，日再夜一服。

黄芩加半夏生姜汤方：于黄芩汤方内，加半夏半升、生姜一两半。

《医方集解》称仲景黄芩汤"为万世治痢之祖"，刘完素芍药汤（黄芩汤去大枣，加大黄、黄连、当归、槟榔、木香、肉桂）即源于此。

《辅行诀脏腑用药法要》小阴旦汤即黄芩汤加生姜，"治天行，身热汗出，头目痛，腹中痛，干呕下利者"。

黄连汤

◎伤寒，胸中有热，胃中有邪气，腹中痛，欲呕吐者，黄连汤主之。[181]（173）

黄连三两　甘草三两，炙　干姜三两　桂枝三两，去皮　人参二两　半夏半升，洗　大枣十二枚，擘

上七味，以水一斗，煮取六升，去滓，温服，昼三夜二。

黄连汤与半夏泻心汤、生姜泻心汤、甘草泻心汤药物组成相近，且苦降辛开，调治寒热之旨不变，但方治却各有所侧重。

黄连汤即半夏泻心汤去黄芩，加桂枝三两，增黄连为三两。《退思集类方

歌注》载："证因上下相隔，治亦寒热并施。"

半夏泻心汤、生姜泻心汤、甘草泻心汤及黄连汤又可视为小柴胡汤变法。王旭高称："以上三汤，总不离乎开结、导热、益胃，大半皆本于柴胡汤立法。以干姜易生姜，以黄连易柴胡，彼以和表里，此以彻上下，故其所治之证多与柴胡证相同，但加苦辛治痞之药耳。""半夏泻心汤治寒热交结之痞，故苦辛平等。生姜泻心汤治水与热结之痞，故重用生姜以散水气。甘草泻心汤治胃虚气结之痞，故加重甘草，以补中气，而痞自除。"又称："黄连汤以桂枝易柴胡，以黄连易黄芩，以干姜易生姜，亦从中而和之法，故不问上热下寒，上寒下热，皆可治之也。""丹田有热，胸中有寒，亦用此汤。"（《退思集类方歌注》）

风湿三方

◎ 伤寒八九日，风湿相搏，身体疼烦，不能自转侧，不呕，不渴，脉浮虚而涩者，桂枝附子汤主之。[182] 若其人大便硬，小便自利者，去桂加白术汤主之。[183]（174）

桂枝附子汤方

桂枝四两，去皮　附子三枚，炮，去皮，破　生姜三两，切　大枣十二枚，擘甘草二两，炙

上五味，以水六升，煮取二升，去滓，分温三服。

桂枝附子汤与桂枝去芍药加附子汤药味组成相同，但剂量不同。本方桂枝多一两，附子多二枚。

去桂加白术汤方

附子三枚，炮，去皮，破　白术四两　生姜三两，切　甘草二两，炙　大枣十二枚，擘

上五味，以水六升，煮取二升，去滓，分温三服。初一服，其人身如痹，半日许复服之，三服都尽，其人如冒状，勿怪。此以附子、术，并走皮内，逐水气未得除，故使之耳，法当加桂四两。此本一方二法，以大便硬，小便自利，去桂也；以大便不硬，小便不利，当加桂。附子三枚恐多也，虚弱家及产妇，宜减服之。

《尚书》云："若药弗瞑眩，厥疾弗瘳。"凡治病，正气得药力相助欲逐邪外出，多有所反应。反应微剧与正邪相搏程度有关，如汗出前之或烦，或战。去桂加白术汤中术、附逐湿而如痹如冒，正邪犹在胜负之间，勿怪之，

或更助正气，以免强弩之末，功亏一篑。

◎ 风湿相抟，骨节疼烦，掣痛不得屈伸，近之则痛剧，汗出短气，小便不利，恶风不欲去衣，或身微肿者，甘草附子汤主之。[184]（175）

甘草二两，炙　附子二枚，炮，去皮，破　白术二两　桂枝四两，去皮

上四味，以水六升，煮取三升，去滓，温服一升，日三服。初服得微汗则解，能食，汗止复烦者，将服五合，恐一升多者，宜服六七合为始。

"风湿相抟"在《伤寒论》《金匮要略》中归于湿病，《说文解字》称："痹，湿病也。"而现今所称"痹证"，还包括"历节"，与"中风"合为《金匮要略》中一篇。

风湿三方中，笔者多用此方治寒湿痹痛，有数例将附子易为制川、草乌，效果为佳。

炙甘草汤

◎ 伤寒脉结代，心动悸，炙甘草汤主之。[186]（177）

甘草四两，炙　生姜三两，切　人参二两　生地黄一斤　桂枝三两，去皮　阿胶二两　麦门冬半升，去心　麻仁半升　大枣三十枚，擘

上九味，以清酒七升，水八升，先煮八味，取三升，去滓，内胶，烊消尽，温服一升，日三服。一名复脉汤。

成本炙甘草汤大枣为十二枚；麦冬半升，约60克；麻仁半升，约45克。[9]

《神农本草经》谓麻仁主"补中益气"，《名医别录》称麻仁"复血脉"，炙甘草汤中用之，非为通便之用，而欲其滋阴复脉。《本经疏证》释云："麻仁丸中有小承气汤，即不用麻仁、芍药、杏仁，不患其大便不通；炙甘草汤有人参、麦冬、地黄，即不用麻仁，不患其脉不复。然复脉通便是二方作用之一端，不能会二病之全局，故麻仁在炙甘草汤，为人参、麦冬、地黄之先声，以其气钟于至阳，易入上焦，引亢阳为生阳，人参继之，为鼓元气之辅，麦冬继之以生胃脉之绝，地黄继之以行脉中之血也。其在麻仁丸，又为小承气汤之后劲，以枳实、厚朴锐而行气，大黄、芍药破而通血，皆举辔疾驰，绝无停轨，治胃实之不大便有余，治脾约之大便难不足，非得杏仁之润降，麻仁之滑泽，脾必暂展而复约也。"

笔者用此方一般一两折为3克，如炙甘草折为12克、生地折为48克，

大便偏软者，麻仁减量。常用于治疗心律不齐属心阴阳俱虚者，多有一定疗效。有报道称按原方剂量疗效较佳。

吴鞠通据本方化裁，制加减复脉汤（去参、桂、姜、枣，加白芍），并以此为基础衍生出救逆汤（去麻仁，加龙、牡，脉虚大欲散者加人参）、一甲复脉汤（去麻仁，加牡蛎）、二甲复脉汤（加减复脉汤加牡蛎、鳖甲）、三甲复脉汤（二甲复脉汤加龟甲）、大定风珠（三甲复脉汤加五味子、鸡子黄）等。

《温病条辨》载："热邪深入，或在少阴，或在厥阴，均宜复脉。此言复脉为热邪劫阴之总司也。盖少阴藏精，厥阴必待少阴精足而后能生，二经均可主以复脉者，乙癸同源也。""热邪久羁，吸烁真阴，或因误表，或因妄攻，神倦瘈疭，脉气虚弱，舌绛苔少，时时欲脱者，大定风珠主之。此邪气已去八、九，真阴仅存一、二之治也。观脉虚苔少可知，故以大队浓浊填阴塞隙，介属潜阳镇定。以鸡子黄一味，从足太阴，下安足三阴，上济手三阴，使上下交合，阴得安其位，斯阳可立根基，俾阴阳有眷属一家之义，庶可不致绝脱欤！"

医案 55——毒损脑络，阴伤动风（迟发型一氧化碳中毒性脑病）

患者，男，41 岁。

［病史］2005 年春节一氧化碳中毒，发现时遗尿而不省人事，送医院途中苏醒，治疗数日恢复如常，但神情淡漠而寡言。十余天后出现目直，举止反常，数日内渐至肢体不遂，不能行走。

初诊（2005 年 3 月 23 日）：患者表情淡漠，反应呆滞，二便失禁，肌张力高，项强，肢体时有拘挛，不能张口示舌。寸口脉弦滑数，趺阳脉浮弦，少阴脉沉弦，无苔。

［辨证］此毒邪侵损脑络，伤阴动风之证。

［方药］大定风珠加味。

炙甘草 10 克、生地 30 克、白芍 20 克、麦冬 20 克、生牡蛎 20 克、阿胶 10 克、麻仁 6 克、生鳖甲 12 克、生龟甲 12 克、五味子 6 克、鸡子黄 2 枚、葛根 12 克、连翘 15 克、寒水石 30 克、生龙骨 30 克。

此方出入服用 1 个月，基本恢复。能步行，步态稍显不稳，共济性稍差，语言逻辑可，反应稍迟钝，表情较淡漠，舌苔白，脉沉缓。后用地黄饮子与柴芍温胆汤合方，养阴益髓，化痰解郁，终获痊愈。

参考文献

①相见三郎. 柴胡桂枝汤治疗癫痫［J］. 山东中医学院学报，1978（3）：

78（高飞译）.

②高飞. 柴胡桂枝汤证解析［J］. 中医杂志，1988，29（12）：58.

③南京中医学院伤寒教研组. 伤寒论译释［M］. 2版. 上海：上海科学技术出版社，1980.

④李培生，刘渡舟. 伤寒论讲义［M］. 上海：上海科学技术出版社，1985.

⑤陈慎吾. 陈慎吾伤寒论讲义［M］. 北京：中国中医药出版社，2008.

⑥关庆增.《伤寒论》方证证治准绳［M］. 大连：`大连出版社，1998.

⑦钱超尘.《伤寒论》文献新考［M］. 北京：北京科学技术出版社，2018.

⑧高飞. 柴胡加龙牡汤证解析［J］. 国医论坛，1990（1）：4.

⑨李宇航.《伤寒论》方药剂量与配伍比例研究［M］. 北京：人民卫生出版社，2015.

第四章　辨阳明病脉证并治

第一节　阳明病特点及证治概要

【阳明病特点】

（1）两阳合明，阳气最盛。

（2）多气多血（太阳、厥阴多血少气，少阳、少阴、太阴少血多气——《素问·血气形志》）。

（3）阳明之上，燥气治之，中见太阴。

（4）居中属土，万物所归，无所复传。

抗邪有力，易成实热（痞、满、燥、结、实）之证，概括为"胃家实"，具体见图4。

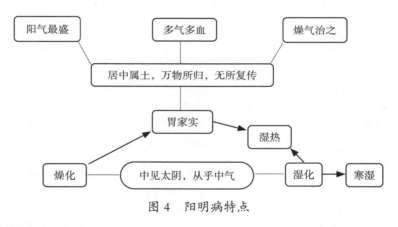

图 4　阳明病特点

【阳明病证治概要】

1. **经证**　汗法，如葛根汤、麻黄汤、桂枝汤。

2. **腑证**　下法（急下、缓下、导便法），辨可下不可下（辨燥屎、里未实不可攻下、急下以存阴）。

3. **热证**　清法，热在上——栀子豉汤；热在中——白虎汤；热在下——猪苓汤。

4. 发黄 ①湿热发黄：治黄三方。②寒湿发黄：于寒湿中求之。

5. 寒证 温法，如吴茱萸汤。

◎ 阳明之为病，胃家实是也。[191]（ 180 ）

阳明病虽有经、腑、寒、热、虚、实、燥、湿之不同变化，但以"胃家实"为主要病机，并作为阳明病提纲。

◎ 问曰：阳明病外证云何？答曰：身热，汗自出，不恶寒，反恶热也。[193]（ 182 ）

◎ 伤寒三日，阳明脉大。[198]（ 186 ）

后世所谓白虎汤证"四大症"（大热、大汗、大渴、脉洪大），即是据此二条和[176]（ 168 ）条白虎加人参汤证的"大渴"归纳而来。

◎ 问曰：病有得之一日，不发热而恶寒者，何也？答曰：虽得之一日，恶寒将自罢，即自汗出而恶热也。[194]（ 183 ）

◎ 问曰：恶寒何故自罢？答曰：阳明居中，主土也。万物所归，无所复传。始虽恶寒，二日自止，此为阳明病也。[195]（ 184 ）

◎ 伤寒发热，无汗，呕不能食，而反汗出濈濈然者，此转属阳明也。[197]（ 185 ）

恶寒自罢、自汗出而恶热、汗出濈濈然，是病由表入里的辨证要点。

自阳明病开篇[188]（ 179 ）条至[198]（ 186 ）条是对阳明燥热为病的概括，强调了"胃家实"的病机特点，而以里证的不大便和外证的身热、汗自出而不恶寒为眼目。

与张仲景同时代的华佗，在两人互不相识亦无交流的情况下，按由表及里、由浅入深、自上而下的规律描述外感病的发展过程，自成体系，提出"六部传变"说：一日在皮，二日在肤，三日在肌，皆属在表，可用汗法治疗；四日在胸，乃可用吐法；五日在腹，六日在胃，入胃之后可以用下法治疗。两位大家对于病入阳明胃的病机认识一致。"万物所归，无所复传"是说病传阳明胃，已达热病极期，容易形成燥热结实，可用下法。

◎ 伤寒脉浮而缓，手足自温者，是为系在太阴。太阴者，身当发黄，若小便自利者，不能发黄。至七八日，大便硬者，为阳明病也。[199]（ 187 ）

阳明与太阴相表里，互为中气，有从湿化和从燥化两种病理变化，当与太阴篇[291]（ 278 ）条互参。对此可利用"六经气化"说解释。

伤寒
心悟

【"六经气化"说简介】

张志聪、张锡驹师从张遂辰，属伤寒学派中的"维护旧论"派[1]，也是"六经气化"说的代表人物。陈念祖对二张从三阴三阳、六经六气解说伤寒颇为首肯，认为二家"阐发五运六气、阴阳交会之理，恰与仲景自序'撰用《素问》《九卷》《八十一难》《阴阳大论》'之旨吻合，余最佩服"。

"六经气化"说又称标本中气理论，遵从《素问·六微旨大论》："少阳之上，火气治之，中见厥阴；阳明之上，燥气治之，中见太阴；太阳之上，寒气治之，中见少阴；厥阴之上，风气治之，中见少阳；少阴之上，热气治之，中见太阳；太阴之上，湿气治之，中见阳明。所谓本也，本之下，中之见也。见之下，气之标也。本标不同，气象异也。"《素问·至真要大论》载："少阳太阴从本，少阴太阳从本从标，阳明厥阴，不从标本，从乎中也……是故百病之起，有生于本者，有生于标者，有生于中气者。有取本而得者，有取标而得者，有取中气而得者，有取标本而得者，有逆取而得者，有从取而得者。"归纳如表10。

表10 "六经气化"说

本	寒	燥	火	湿	热	风
中气	少阴	太阴	厥阴	阳明	太阳	少阳
标	太阳	阳明	少阳	太阴	少阴	厥阴
异同	标本异气	—	标本同气	标本同气	标本异气	—
变化	从标从本	从乎中气	皆从本化	皆从本化	从标从本	从乎中气

标本同气，皆从本化；标本异气，从标从本；阳明厥阴，从乎中气。阳明本以燥，标以阳明，中见太阴。

《黄帝内经》之所以说"少阳太阴从本""少阴太阳从本从标""阳明厥阴，不从标本，从乎中也"，原因有三。其一是突出易生之病，如太阴之本湿标阴，其病多湿；少阳之本火标阳，故多阳热之证等。其二是强调病情的复杂，如少阴病有寒化、热化之证；太阳为病有从本而化的表寒，也有从标从本之表寒里热证（如大青龙汤证）。其三是强调不为人们重视的疾病，如阳明多为实热证，但从中气者，也有寒湿证（如吴茱萸汤证）；厥阴"从乎中气"则发为寒热错杂、厥热胜复等。

其实任何一经的发病，都有"从本""从标""从乎中气"三者，临证时应当权变圆活，不可拘泥。故《素问·至真要大论》说："知标与本，用之不殆……不知是者，不足以言诊，足以乱经……夫标本之道，要而博，小而大，可以言一而知百病之害。"

"六经气化"说源自《素问》七篇大论。七大论成书时间不详，晋代皇甫谧序《针灸甲乙经》云其已有亡失，至唐中期王冰得旧藏之卷补入，方现于世。宋代林亿则认为七大论来自《阴阳大论》。

后世对"六经气化"说褒贬不一。笔者以为，此有助于从多视角领会六经为病的特点和变化，有益于辨证思维，至于实用价值几何，会否成为"枷锁"，并不在于此说，而在于学用之人耳。

◎阳明病，若中寒者，不能食，小便不利，手足濈然汗出，此欲作固瘕，必大便初硬后溏。所以然者，以胃中冷，水谷不别故也。[203]（191）

按康平本《伤寒论》，"此欲作固瘕"为旁注；"所以然者，以胃中冷，水谷不别故也"为嵌注。旁注言其证，嵌注解其因。

"手足濈然汗出"示病在阳明，至于属热属寒，当与他证合参。临床可见脾胃虚寒而手足多汗者，常与畏冷、便稀、手足不温等并见，多瘦人，面青白，宜理中汤。

医案 56——固瘕案

毛男，46 岁，住烧伤科。

［病史］患者大面积烧伤康复期，因发热、谵妄、不大便，于 2020 年 5 月 6 日邀笔者会诊。

初诊：患者发热十余天，体温 38.5℃左右，无寒战，谵妄（欲下床状，类似循衣摸床），已十余天未大便，数次灌肠亦无粪便排出。腹满，望之膨隆，但按之软，无压痛及结块。询之平素食欲差，现通过胃管进流食。意识混沌，能遵嘱张口示舌，舌淡苔白，趺阳脉缓（两手臂包扎，寸口脉不得见）。体温 38.7℃。

［辨证］患者发热谵妄、腹满不大便，症似阳明，但腹虽满而无硬痛，脉缓而非沉实，知燥屎未成。大面积烧伤后气血大伤，脏气虚损，而不欲食，舌淡苔白，知是"胃中虚冷"。其发热，考虑为枢机不利，腑气不畅，郁而生热。"实则谵语，虚则郑声"，此例谵妄、声低、欲动无力，属虚。辨为固瘕（阳明证，从中见太阴之湿化）。

［方药］大柴胡汤合厚姜半甘参汤。

柴胡 12 克、黄芩 9 克、半夏 9 克、白芍 9 克、枳实 9 克、生姜 15 克、大黄6克、厚朴9克、石膏45克、人参9克，3剂。每剂水煎分2次服。若大便不下，一日可3~4服，以日排便2~4次为宜。

二诊（5月7日）：昨晚服1次后，患者大便得下，为糊状便（"水谷不别"），量较多，约600毫升，今晨体温降至37.3℃。足踝足背轻度浮肿，亦是脾虚见症。

［方药］嘱日内再一二服，泻下二三次后，即停服，改用香砂六君合苓桂术甘汤善后。

◎阳明病，初欲食，小便反不利，大便自调，其人骨节疼，翕翕如有热状，奄然发狂，濈然汗出而解者，此水不胜谷气，与汗共并，脉紧则愈。［204］（192）

"脉紧则愈"为预判之语。"脉紧"与"翕翕如有热状"并见，知是正邪交争之象，随后值"奄然发狂"之际，脉当紧数，汗解后，正胜邪却，脉紧之象必随之缓和。

◎阳明病，脉迟，食难用饱，饱则微烦头眩，必小便难，此欲作谷瘅。虽下之，腹满如故。所以然者，脉迟故也。［207］（195）

"食难用饱，饱则微烦头眩"是胃气虚脾失健运所致，杂病多见，当用运脾和胃之法。

按康平本，"此欲作谷瘅"为旁注；"所以然者，脉迟故也"为嵌注。笔法同［203］（191）条。类似条文不少，可以参考。

◎阳明病，法多汗，反无汗，其身如虫行皮中状者，此以久虚故也。［208］（196）

"无汗""身如虫行皮中"是因虚失荣之故。而［24］（23）条之"太阳病，得之八九日，如疟状，发热恶寒，热多寒少，其人不呕，清便欲自可，一日二三度发……面色反有热色者，未欲解也，以其不能得小汗出，身必痒"，是表邪未解，欲汗不能，宜桂枝麻黄各半汤小汗法解之。

◎阳明病，无汗，小便不利，心中懊侬者，身必发黄。［211］（199）

"心中懊侬"示有郁热。［79］（76）条、［234］（221）条、［241］（228）条栀子豉汤证为热郁胸中所致；［142］（134）条陷胸汤证为水热结胸所致；本条为湿热外不得越，下不得去，郁结于内所致；［250］（238）条为燥热内结所致，有燥屎者，攻之以大承气汤。

◎阳明病，脉浮而紧者，必潮热，发作有时；但浮者，必盗汗出。［213］（201）

今人习称"阳虚自汗，阴虚盗汗"，过于机械，盗汗未必阴虚，本条盗汗即为邪在经表之象。表证盗汗还见于［142］（134）条"头痛发热，微盗汗出，而反恶寒者，表未解也。"

［201］（189）条：阳明中风，表邪犹在，里未结实者不能下。

［206］（194）条、［207］（195）条：从不能食和脉迟以辨阳明胃气虚，不可攻下。

［216］（204）条"呕多"、［217］（205）条"心下硬满"：病位在上，不可攻下。

［218］（206）条"面合赤色"：病位在经表，亦不可攻下。

以上足见仲景辨证入微。《伤寒论》卷九"辨不可下病脉证并治""辨可下病脉证并治"，汇集了相关条文，可以参考。

阳明热证

◎阳明病，脉浮而紧，咽燥口苦，腹满而喘，发热汗出，不恶寒，反恶热，身重。若发汗则躁，心愦愦，反谵语。若加温针，必怵惕，烦躁不得眠。若下之，则胃中空虚，客气动膈，心中懊侬，舌上胎者，栀子豉汤主之。［234］（221）

◎若渴欲饮水，口干舌燥者，白虎加人参汤主之。［235］（222）

◎若脉浮发热，渴欲饮水，小便不利者，猪苓汤主之。［236］（223）

热在上、中、下焦的不同治法，系针对热盛而不成实而设。

消渴之中消用白虎汤，据此而来。

柯琴《伤寒论注》载："连用五若字，见仲景说法御病之详。栀豉汤所不及者，白虎汤继之，白虎汤不及者，猪苓汤继之，此阳明起手之三法。所以然者，总为胃家惜津液，既不肯令胃燥，亦不肯令水渍入胃耳。"

猪苓汤见少阴篇。

小柴胡汤愈病机制

◎阳明病，胁下硬满，不大便而呕，舌上白胎者，可与小柴胡汤。上焦得通，津液得下，胃气因和，身濈然汗出而解。［243］（230）

本条"上焦得通，津液得下，胃气因和，身濈然汗出而解"是讲小柴胡汤的愈病机制。［101］（97）条"血弱气尽，腠理开，邪气因入，与正气相抟，结于胁下，正邪分争，往来寒热，休作有时，嘿嘿不欲饮食，脏腑相连，其痛必下，邪高痛下，故使呕也"是讲小柴胡汤证的发病机制。本条对理解小柴胡汤证与少阳胆、三焦之关系十分重要。

阳明经证

◎阳明中风，脉弦浮大而短气，腹都满，胁下及心痛，久按之气不通，鼻干，不得汗，嗜卧，一身及目悉黄，小便难，有潮热，时时哕，耳前后肿，刺之小瘥，外不解，病过十日，脉续浮者，与小柴胡汤。［244］（231）

◎脉但浮，无余证者，与麻黄汤。若不尿，腹满加哕者，不治。［244］（232）

据上两条可知，病涉阳明少阳，湿热郁遏可用刺法，外不解，用小柴胡汤、麻黄汤。"鼻干，不得汗"是阳明经表之证。《医宗金鉴·伤寒心法要诀·阳明表病脉证》载："葛根浮长表阳明，缘缘面赤额头疼，发热恶寒而无汗，目痛鼻干卧不宁。"

阳明病篇涉及阳明经证的还有以下条文。

［201］（189）条"阳明中风，口苦咽干，腹满微喘，发热恶寒，脉浮而紧……"

［213］（201）条"阳明病，脉……但浮者，必盗汗出"。

［220］（208）条"阳明病……若汗多，微发热恶寒者，外未解也，其热不潮，未可与承气汤"。

［240］（227）条"脉浮发热，口干鼻燥，能食者则衄"。

［252］（240）条"病人烦热，汗出则解，又如疟状，日晡所发热者，属阳明也。脉实者，宜下之；脉浮虚者，宜发汗。下之与大承气汤，发汗宜桂枝汤"。

［246］（234）条"阳明病，脉迟，汗出多，微恶寒者，表未解也，可发汗，宜桂枝汤"。

［247］（235）条"阳明病，脉浮，无汗而喘者，发汗则愈，宜麻黄汤"。

以上［246］（234）、［247］（235）条讲风寒邪气直犯（不经太阳经）阳明，形成阳明表证。据其脉症不同，也有表虚、表实之分。

［246］条"脉迟"是对太阳表虚证的"浮缓"而言，肌腠不密而自汗出，宜桂枝汤。［247］条"脉浮，无汗而喘"，宜发其汗，用麻黄汤。与太阳

病篇［52］条"脉浮者，病在表，可发汗，宜麻黄汤"同义。

阳明经表证容易化热，所谓"虽得之一日，恶寒将自罢，即自汗出而恶热也"。"万物所归，无所复传"，故见阳明气分热证者较多。

第二节　方药证治

调胃承气汤

◎ 阳明病，不吐不下，心烦者，可与调胃承气汤。［219］（207）

甘草二两，炙　芒硝半升　大黄四两，去皮，清酒洗

上三味，切，以水三升，煮二物至一升，去滓，内芒硝，更上微火一二沸。温顿服之，以调胃气。

据吴承洛《中国度量衡史》，汉制一升折今 198 毫升。芒硝一升约折为 140 克[②]。李宇航[③]等取河北产芒硝实测，一升为 160.6 克。

与大承气汤相比，本方大黄同为四两，而芒硝半升今折为 70~80 克，大承气汤用三合约 42~48 克。

调胃承气汤中芒硝用量大，而"温顿服之"似不妥。成本方后注云"……内芒硝，更上火微煮令沸，少少温服"，分多次服用，寓中病即止之意，可取。

【主治方义】

调胃承气汤泻热和胃、润燥软坚，用治不恶寒但热、蒸蒸发热、汗出、心烦，或谵语，或口渴、腹胀满、不大便等。见（29、70、94、105、123、207、248、249）条。

徐大椿《伤寒约篇·类方》载："仲景用此汤，凡七见。或因吐下津干，或因烦满气热，总为胃中燥热不和，而非大实满者比，故不欲其速下，而去枳朴；欲其恋膈而生津，特加甘草，以调和之，故曰调胃。"

【衍生方】

《太平惠民和剂局方》凉膈散：由调胃承气汤加栀子、连翘、黄芩、薄荷、竹叶组成，治口舌生疮、胸膈烦热、口渴吐衄、便秘尿赤等。

【临床应用】

1. 急腹症　贵阳医学院[④]以本方加柴胡、龙胆草、败酱草等治疗急性胰腺炎 64 例，全部治愈。

2. 肺炎　对于急性肺炎而有大便秘结者，采用承气汤类通腑泻热，常有良效。王宝恩等[⑤]用调胃承气汤加玄参而成泻热汤，以此为主方治疗成人肺炎 80 例，一般能于 24~72 小时内退热。

【症、舌、脉统计】

据 90 例调胃承气汤病案统计，常见症状依次为便秘、发热、腹部硬满、小便短赤、烦躁、口渴等；常见舌象为黄燥、黄腻、苔干、薄黄等；常见脉象为滑数、沉实、弦数、洪数等。[⑥]

大、小承气汤

◎阳明病，脉迟，虽汗出不恶寒者，其身必重，短气，腹满而喘，有潮热者，此外欲解，可攻里也。手足濈然汗出者，此大便已硬也，大承气汤主之。若汗多，微发热恶寒者，外未解也，其热不潮，未可与承气汤。若腹大满不通者，可与小承气汤，微和胃气，勿令至大泄下。[220]（208）

本条以有无潮热和手足濈然汗出辨燥屎形成与否。若燥屎，可下；若燥屎未成，即使腹满不通，也不能用大承气汤，只能用小承气汤微和胃气。

"腹大满不通"之"不通"，注家多解为大便不通，其实也包括气不通。可参考（209）条先予小承气汤，看是否转矢气，以辨燥屎形成与否。

◎大承气汤方

大黄四两，酒洗　厚朴半斤，炙，去皮　枳实五枚，炙　芒硝三合

上四味，以水一斗，先煮二物，取五升，去滓；内大黄，更煮取二升，去滓，内芒硝，更上微火一两沸，分温再服，得下，余勿服。

【主治方义】

大承气汤峻下热结，为寒下剂的代表方，常用于治疗以下疾病。

（1）阳明腑实证：潮热汗出，不恶寒，大便硬而难，腹胀满硬，疼痛拒按，烦躁或谵语，重则不识人，循衣摸床，惕而不安；或直视，目中不了了，睛不和；或热结旁流，自利清水，色纯青；或身重短气，腹满而喘，眩

冒。舌苔干黄或焦燥起芒刺，脉沉实、沉迟，或沉滑。见（208、209、212、215、217、220、238、240、241、242、251、252、253、254、255、320、321、322）（十·13）条。

（2）痉病热盛于里：身热足寒、头摇口噤、背反张、卧不着席、四肢挛急、龂齿，或胸腹满胀、疼痛拒按、大便秘结，重则神昏。脉紧弦或沉弦有力。见（二·13）条。

（3）宿食：脉数而滑，或寸口脉浮而大，按之反涩，尺中亦微而涩，下利，不欲食。见（256）（十·21、十·22、十·23）条。

（4）下利，脉反滑，按之心下坚，或至时复发。见（十七·37、十七·38、十七·39、十七·40）条。

（5）产后胃实或恶露不尽，少腹坚痛，不大便，烦躁发热，不食，食则谵语。见（二十一·3、二十一·7）条。

以上共性是里热化燥结实，腑气不通。

【临床应用】

（一）古代应用

1.《宣明论方》三一承气汤　即大承气汤加甘草，治伤寒、杂病邪热内盛，积滞不去。症见腹满实痛、烦渴、便秘，或惊狂谵妄，或湿热下痢，或卒中暴喑，以及目疼、口疮、舌肿、喉痹、疮疡等。

2.《伤寒六书》黄龙汤　即大承气汤加人参、当归、桔梗、甘草、姜、枣，为扶正攻下之剂。

（二）现代应用

1.**传染性疾病**　如乙型脑炎神昏抽搐，乃热极生风所致。临床观察发现，用大承气汤等通腑泻热之后，体温常可随泻而迅速下降，神清痉止，从而降低病死率，减少后遗症。大承气汤亦可用于菌痢、急性肝炎等。

2.**急腹症**　许多急腹症均可见阳明腑实证，故用大承气汤为主进行治疗，效果颇佳。如遵义医学院[⑦]临床试验结果表明，西医组治疗急性肠梗阻患者576例，手术率63%，死亡率13.7%；以攻下为主的中西医结合组治疗急性肠梗阻患者622例，手术率24.4%，死亡率仅5.6%。大承气汤亦可用于急性胰腺炎、胆系感染等。

3.**呼吸系统疾病**　成人急性呼吸窘迫综合征的基本病理改变在于肺内微循环障碍，其临床表现与阳明腑实喘满相似，当以大承气汤泻下热结、荡涤积滞、通畅腑气为治。⑧

4. 急性脑血管病 北京中医药大学东直门医院报道急性脑血管病有腑气不通者约占半数，以大承气汤等通腑化瘀法治疗风热上扰、痰热腑实之脑梗死确有疗效⑨。

5. 其他 如泌尿系结石、乳蛾、口疮、风火牙痛、鼻衄等。

原北京 304 医院中医科柴文举等据本方研制出术康口服液，用于腹部手术后调整胃肠功能。

◎ 小承气汤方

大黄四两　厚朴二两，炙，去皮　枳实三枚，大者，炙

上三味，以水四升，煮取一升二合，去滓，分温二服。初服汤当更衣，不尔者，尽饮之，若更衣者，勿服之。

【主治方义】

小承气汤理气、通腑、除满，主治腹胀满、大便硬，或下利、谵语、潮热、微烦、脉滑而疾。见（208）（209）（213）（214）（250）（251）（374）（十七·41）条。

柯琴《伤寒来苏集》载方中"三物同煎，不分次第，只服四合，但求地道之通，而不用芒硝之峻，且远于大黄之锐，故称微和之剂"。

《洁古家珍》顺气散：即小承气汤为末，煮散，治"中消，热聚胃中，能食而小便黄赤。微利至不欲食为效，不可多利"。

《入门良方》载小承气汤"治痢初发……腹痛难忍，或作胀闷，里急后重，数至圊而不能通，窘迫甚者"。

《三因极一病证方论》载："小承气汤治刚痉……以阳明养宗筋，阳明者，胃也。风湿寒入于胃，则热甚。宗筋无以养，故急。直利阳明，以治其能养也。"

【类证辨析】

大承气汤、小承气汤、调胃承气汤三方俗称三承气汤。胃气主降，承气之意，即在于承顺胃气，故三方均以大黄为君。正如邹澍所说，"三承气汤中，有用枳、朴者，有不用枳、朴者；有用芒硝者，有不用芒硝者；有用甘草者，有不用甘草者；惟大黄则无不用，是承气之名，固当属大黄"（《本经疏证》）。

大承气汤中大黄生用、后下，取其攻积破坚之锐气，重用枳、朴以行气除痞满，芒硝同大黄后下，以软坚润燥，故本方适用于痞、满、燥、实俱全者。因大承气汤攻下之力峻猛，为峻下剂，故"得下，余勿服"，以防伤正。

小承气汤不用芒硝，而用大黄与枳、朴同煎，且枳、朴量亦减，故其泻

下力较逊，适用于痞、满、实而燥不明显的阳明腑实证，且痞、满也较大承气汤证为轻，为和下剂（论中多处言"与小承气汤和之"）。使用大承气汤之前，可用此方投石问路。

调胃承气汤不用枳、朴，而用大黄与甘草同煎，后纳芒硝，宜从成本"少少温服之"，其攻下之力较前两方为缓，为轻下剂，适用于阳明热结，有燥、实而无痞、满者。三方鉴别见表11。

此外，小承气汤与厚朴三物汤、厚朴大黄汤药同量异，主治有别，具体见表12。

表 11　大承气汤、小承气汤、调胃承气汤异同

组成及煎服法	大承气汤	小承气汤	调胃承气汤
大黄	四两	四两	四两
厚朴	半斤	二两	—
枳实	五枚	三枚	—
芒硝	三合	—	半升
甘草	—	—	二两
煎法	以水一斗，先煮二物，取五升，去滓，内大黄，更煮取二升，去滓，内芒硝，更上微火一两沸	以水四升，煮取一升二合，去滓	以水三升，煮取一升，去滓，内芒硝，更上火微煮令沸
服法	分温再服。得下，余勿服	分温二服。初服汤当更衣，不尔者尽饮之。若更衣者，勿服之	少少温服之（依成本）

表 12　小承气汤、厚朴三物汤、厚朴大黄汤异同

异同点	小承气汤	厚朴三物汤	厚朴大黄汤
组成	厚朴三两 大黄四两 枳实大者四枚	厚朴八两 大黄四两 枳实五枚	厚朴一尺* 大黄六两 枳实四枚
煎服法	大黄合煎，分温二服，更衣勿服	后下大黄，煮取三升，温服一升，以利为度	大黄合煎，煮取二升，分温再服
主证	腹满痛，大便硬	痛而闭	支饮（咳逆倚息，短气不得卧，其形如肿），胸满
功效	泻胃家实热	行胃肠滞气	开胸顺气泄水饮

注：*厚朴一尺按《小品方》"以厚三分，广一寸为准"，称约21克。按日本正仓院所藏唐代厚朴（厚四分至八分）换算，约重46克。[10]

【承气汤衍生方】

《温病条辨》载："阳明温病，下之不通，其证有五：应下失下，正虚不能运药，不运药者死，新加黄龙汤主之。喘促不宁，痰涎壅滞，右寸实大，肺气不降者，宣白承气汤主之。左尺牢坚，小便赤痛，时烦渴甚，导赤承气汤主之。邪闭心包，神昏舌短，内窍不通，饮不解渴者，牛黄承气汤主之。津液不足，无水舟停者，间服增液，再不下者，增液承气汤主之。"

1. 新加黄龙汤 调胃承气汤加生地、玄参、麦冬、人参、当归、海参、姜汁。功能益气养阴，泻热通便。

2. 宣白承气汤 由石膏、大黄、杏仁、瓜蒌皮组成。功能宣肺化痰，泻热通便。

3. 导赤承气汤 调胃承气汤去甘草，加生地、赤芍、黄连、黄柏。功能泄小肠，通大肠。

4. 牛黄承气汤 由安宫牛黄丸 2 丸、生大黄末三钱组成。功能清心开窍，攻下热结。

5. 增液承气汤 调胃承气汤去甘草，加生地、玄参、麦冬。功能滋阴增液，泻热通便。

6.《温病条辨》(小) 承气合小陷胸汤 治"温病三焦俱急，大热大渴，舌燥，脉不浮而躁甚，舌色金黄，痰涎壅盛，不可单行承气者"。

7. 复方大承气汤 大承气汤加桃仁、赤芍、莱菔子，治单纯性肠梗阻，气胀较重者。（《中西医结合治疗急腹症》）

附：通腑攻下是治疗多器官功能障碍综合征（MODS）的重要手段

肺与大肠相表里，二者均是 MODS 的敏感部位，对于肺与肠道屏障功能的保护在 MODS 防治上具有重要意义。泻下法能增加胃肠蠕动，改善胃肠功能，促进新陈代谢。从西医角度讲，通腑攻下可以清理肠道，排泄毒素，抑制过度发酵；改善微循环，解除肠缺血、缺氧状态，降低肠黏膜毛细血管通透性和内毒素移位；保护黏膜，切断肠源性感染的途径，有助于打断炎性介质与器官损害间的恶性循环。从中医角度讲，通腑攻下主要是使腑气通畅，避免形成燥屎，有利于肺气肃降。肺主一身之气，肺气正常宣降，可行治节之令，则百脉畅和。临床观察发现，通腑攻下可降低炎性因子水平，减少MODS 发生率，降低病死率。[⑪]

谵语

◎发汗多，若重发汗者，亡其阳。谵语，脉短者死；脉自和者不死。[224]（211）

◎伤寒，若吐若下后，不解，不大便五六日，上至十余日，日晡所发潮热，不恶寒，独语如见鬼状。若剧者，发则不识人，循衣摸床，惕而不安，微喘直视，脉弦者生，涩者死。微者，但发热谵语者，大承气汤主之。若一服利，则止后服。[225]（212）

以上两条均以脉推断预后。如《辨脉法》所云："凡阴病见阳脉者生，阳病见阴脉者死。"辨脉关乎生死，可见其重要性。

《灵枢·本脏篇》曰："人之血气精神者，所以奉生而周于性命者也。"《素问·上古天真论》曰："精神内守，病安从来。"临床所见久病极虚或终老之人，精神失守，或独语，或左右顾盼如见异物，或循衣摸床，皆属危象。

◎阳明病，谵语，发潮热，脉滑而疾者，小承气汤主之。因与承气汤一升，腹中转气者，更服一升；若不转气者，勿更与之。明日又不大便，脉反微涩者，里虚也，为难治，不可更与承气汤也。[227]（214）

"脉滑而疾"：按姚梅龄教授⑫意见，疾脉虽主火热极盛，亦主正气将竭，脉不见迟沉实反见疾，不可不慎，攻邪要留有余地。仲景称脉转微涩者"为难治"，可用增液承气汤或新加黄龙汤。

◎阳明病，谵语，有潮热，反不能食者，胃中必有燥屎五六枚也。若能食者，但硬耳。宜大承气汤下之。[228]（215）

《素问·五脏别论》载："水谷入口，则胃实而肠虚，食下，则肠实而胃虚。故曰实而不满，满而不实也。"

自[222]（210）条~[234]（221）条，讲谵语的不同情况：辨别虚实、判断预后，涉及燥屎、热入血室、热盛、伤津等。

白虎汤、白虎加人参汤

◎三阳合病，腹满身重，难以转侧，口不仁，面垢，谵语，遗尿。发汗则谵语；下之则额上生汗，手足逆冷。若自汗出者，白虎汤主之。[232]（219）

知母六两　石膏一斤，碎　甘草二两，炙　粳米六合上四味，以水一斗，煮米熟，汤成，去滓。温服一升，日三服。

◎ 若渴欲饮水，口干舌燥者，白虎加人参汤主之。[235]（222）

知母六两　石膏一斤，碎　甘草二两，炙　粳米六合　人参三两

上五味，以水一斗，煮米熟，汤成，去滓。温服一升，日三服。

白虎汤临床常用：笔者根据辨证，治疗少阳阳明发热常与柴胡汤合用，治疗肺热痰嗽常与苇茎汤并施，等等。

【有关条文】

[27]（26）条"服桂枝汤，大汗出后，大烦渴不解，脉洪大者，白虎加人参汤主之"。

[176]（168）条"伤寒，若吐若下后，七八日不解，热结在里，表里俱热，时时恶风，大渴，舌上干燥而烦，欲饮水数升者，白虎加人参汤主之"。

[177]（169）条"伤寒无大热，口燥渴，心烦，背微恶寒者，白虎加人参汤主之"。

[178]（170）条"伤寒脉浮，发热无汗，其表不解，不可与白虎汤。渴欲饮水，无表证者，白虎加人参汤主之"。

[185]（176）条"伤寒脉浮滑，此以表有热，里有寒，白虎汤主之"。

[235]（222）条"若渴欲饮水，口干舌燥者，白虎加人参汤主之"。

[364]（350）条"伤寒，脉滑而厥者，里有热，白虎汤主之"。

（二·26）条"太阳中热者，暍是也。汗出恶寒，身热而渴，白虎加人参汤主之"。

【类证辨析】

白虎汤证与白虎人参汤证类证辨析见表13。

表13　白虎汤证与白虎人参汤证类证辨析

辨析点	白虎汤证	白虎加人参汤证
病机	热结在里，表里俱热	热盛伤津耗气
症状	发热，汗出，大渴，口干舌燥，脉洪大、浮滑 腹满身重，难以转侧，口不仁，面垢，谵语，遗尿 脉滑而厥者，里有热	大烦渴不解（燥渴心烦），欲饮水数升 时时恶风，背微恶寒 舌上干燥而烦 中暍，汗出恶寒，身热而渴
禁忌	其表不解	

【主治方义】

1.伤寒

（1）白虎加人参汤、白虎汤均可用于阳明病表里俱热证，见［176］（168）、［185］（176）条。

（2）白虎汤可用于三阳合病热偏重于阳明者，见［232］（219）条。

（3）白虎汤可用于热邪郁遏于里，阳气不达四肢之热厥，见［364］（350）条。

2.温病

（1）《温病条辨》载："太阴温病，脉浮洪、舌黄、渴甚、大汗、面赤、恶热者，辛凉重剂白虎汤主之。"

（2）《温病条辨》载："手太阴暑温，或已经发汗，或未发汗，而汗不止，烦渴而喘，脉洪大有力者，白虎汤主之；脉洪大而芤者，白虎加人参汤主之；身重者，湿也，白虎加苍术汤主之；汗多脉散大，喘喝欲脱者，生脉散主之。"

【加减方】

白虎加桂枝汤（《金匮要略》） 组成为知母六两、炙甘草二两、石膏一斤、粳米二合、桂三两。"上锉，每五钱，水一盏半，煎至八分，去滓，温服，汗出愈。"治"温疟者，其脉如平，身无寒但热，骨节疼烦，时呕，主之"。

【衍生方】

1.**白虎加苍术汤**（《类证活人书》） 即白虎汤加苍术三两，为粗末。每服五钱，水煎服。治湿温多汗、身重足冷。

2.**柴胡白虎汤**（《重订通俗伤寒论》） 组成为柴胡一钱，石膏八钱，天花粉、粳米各三钱，黄芩一钱五分，知母四钱，甘草八分，鲜荷叶一片。水煎服。治寒热往来，寒轻热重，心烦汗出，口渴引饮，脉弦数有力。

3.**白虎承气汤**（《重订通俗伤寒论》） 组成为生石膏八钱、生大黄三钱、生甘草八分、知母四钱、玄明粉二钱、陈仓米三钱（荷叶包）。水煎服。治胃火炽盛，高热烦躁、大汗出、口渴多饮、大便燥结、小便短赤，甚则谵语狂躁，或昏不识人，舌赤老黄起刺，脉弦数有力。

【禁忌】

（1）宋本168条白虎加人参汤方后注："此方立夏后立秋前乃可服，立秋后不可服。正月二月三月尚凛冷，亦不可与服之，与之则呕利而腹痛。诸亡血虚家亦不可与，得之则腹痛利者，但可温之，当愈。"

（2）《温病条辨》四禁："白虎本为达热出表，若其人脉浮弦而细者，不可与也；脉沉者，不可与也；不渴者，不可与也；汗不出者，不可与也。"

表证未解、里热未盛多在白虎汤禁用之列。

茵陈蒿汤

◎ 阳明病，发热汗出者，此为热越，不能发黄也。但头汗出，身无汗，剂颈而还，小便不利，渴引水浆者，此为瘀热在里，身必发黄，茵陈蒿汤主之。［248］（236）

"此为热越""此为瘀热在里"在康平本《伤寒论》中俱为旁注。

【发黄】

唐容川认为，"一瘀字，便见黄皆发于血分，凡气分之热，不得称瘀……脾为太阴湿土，主统血，热陷血分，脾湿遏郁，乃发为黄……故必血分湿热乃发黄也"（《金匮要略浅注补正》）。裴永清亦认为"瘀热在里"有邪热瘀结于血分之义。[13]

《伤寒论》中论述了4种不同原因所致的发黄。

1. 湿热发黄　本条和［273］（260）条"身黄如橘子色，小便不利，腹微满"。

2. 火逆发黄　［117］（111）条"太阳病中风，以火劫发汗，邪风被火热，血气流溢，失其常度。两阳相熏灼，其身发黄"。

3. 瘀血发黄　［133］（125）条"太阳病，身黄，脉沉结，少腹硬，小便不利者，为无血也。小便自利，其人如狂者，血证谛也。抵当汤主之"。

4. 寒湿发黄　［199］（187）条"伤寒脉浮而缓，手足自温者，是为系在太阴。太阴者，身当发黄，若小便自利者，不能发黄"。［272］（259）条"伤寒发汗已，身目为黄，所以然者，以寒湿在里不解故也。以为不可下也，于寒湿中求之"。

【头汗出】

头汗出的主要病机为郁阻，其因或为湿热蕴蒸，或因枢机不利而致停饮、微结，或水热互结，或虚热阻扰，或热结血室，或湿邪痹阻。相关条文如下所示。

1. 湿热郁蒸发黄 ①本条。②［142］（134）条"太阳病……医反下之……阳气内陷……若不结胸，但头汗出，余处无汗，剂颈而还，小便不利，身必发黄"。

2. 枢机不利，停饮或阳微结 ①［155］（147）条"伤寒五六日，已发汗而复下之，胸胁满微结，小便不利，渴而不呕，但头汗出，往来寒热，心烦者，此为未解也。柴胡桂枝干姜汤主之"。②［156］（148）条"伤寒五六日，头汗出，微恶寒，手足冷，心下满，口不欲食，大便硬，脉细者，此为阳微结，必有表，复有里也"。

3. 水热结于胸胁 ［144］（136）条"伤寒十余日……但结胸，无大热者，此为水结在胸胁也。但头微汗出者，大陷胸汤主之"。

4. 热扰胸膈 ［241］（228）条"阳明病，下之，其外有热，手足温，不结胸，心中懊憹，饥不能食，但头汗出者，栀子豉汤主之"。

5. 热入血室 ［229］（216）条"阳明病，下血、谵语者，此为热入血室。但头汗出者，刺期门，随其实而泻之，濈然汗出则愈"。

6. 湿邪痹阻 《金匮要略·痉湿暍病脉证》载："湿家，其人但头汗出……"

7. 火盛阴虚，逼津上越 ［117］（111）条"太阳病中风，以火劫发汗……阴阳俱虚竭，身体则枯燥，但头汗出，剂颈而还……"

8. 产妇郁冒 《金匮要略·妇人产后病脉证治》载："血虚而厥，厥而必冒。冒家欲解，必大汗出。以血虚下厥，孤阳上出，故头汗出。"

◎ 茵陈蒿汤方

茵陈蒿六两　栀子十四枚，擘　大黄二两，去皮

上三味，以水一斗二升，先煮茵陈，减六升，内二味，煮取三升，去滓，分三服。小便当利，尿如皂荚汁状，色正赤，一宿腹减，黄从小便去也。

《神农本草经》谓茵陈蒿主"热结黄疸"，是治疸之主药；大黄主"下瘀血，血闭，寒热，破癥瘕积聚，留饮宿食，荡涤肠胃，推陈致新"；栀子主"五内邪气，胃中热气，面赤，酒疱齇鼻"等。钱璜称栀子可"泻三焦火，除胃热时疾黄病，通小便，解消渴，心烦懊憹，郁热结气，更入血分"（《伤寒溯源集》）。

茵陈蒿汤中重用茵陈蒿，合栀子清热利湿，少用大黄泄热攻瘀，借其推陈致新之力下趋，使血分瘀热从小便排出。方中大黄非专为通腑泻下而设，故不论有无腹胀、便秘，皆可用之。

徐大椿《伤寒论类方》载："先煮茵陈，则大黄从小便出，此秘法也。"《伤寒论百十三方解略》载："此治脾胃湿热在里之方也。茵陈蒿入脾散湿，栀子入胃去热，大黄导湿热下行。先煮茵陈蒿，后入栀子大黄，则大黄栀子不下大肠，而湿热从小便泄去。"

茵陈为治疸要药，《本经疏证》称"凡若无疸不茵陈者"。《金匮要略·黄疸病脉证并治》曰："谷疸之为病，寒热不食，食即头眩，心胸不安，久久发黄，为谷疸，茵陈汤主之。"又曰："黄疸病，茵陈五苓散主之。"用"茵陈蒿末十分　五苓散五分。上二物和，先食饮方寸匕，日三服"。

然亦有不用茵陈，而用栀子、大黄治黄疸者。如"酒黄疸，心中懊憹或热痛，栀子大黄汤主之"，方用"栀子十四枚　大黄一两　枳实五枚　豉一升。上四味，以水六升，煮取二升，分温三服"。又如"黄疸腹满，小便不利而赤，自汗出，此为表和里实，当下之，宜大黄硝石汤"，方用"大黄　黄柏　硝石各四两　栀子十五枚。上四味，以水六升，煮取二升，去滓，内硝，更煮取一升，顿服"。

◎伤寒发汗已，身目为黄，所以然者，以寒湿在里不解故也。以为不可下也，于寒湿中求之。[272]（259）

《伤寒杂病论》偏重于湿热发黄，对寒湿发黄提出"于寒湿中求之"，未出具体方治。可参考后世衍生方：①茵陈四逆汤（《景岳全书》引韩氏方）：茵陈、附子、炮姜、炙甘草。治发黄、肢体逆冷、脉沉细迟。②茵陈术附汤（《医学心悟》）：茵陈、白术、附子、干姜、炙甘草、肉桂。治寒湿阴黄，身目熏黄、身冷不渴、小便自利、脉沉细。

医案 57——阴黄案

关某，女，72 岁。2021 年 5 月 19 日就诊。

初诊：患者诊断为"原发性胆汁淤积性肝炎，肝硬化（自免性）"多年，2020 年 11 月 2 日因吐血、便血行经颈静脉肝内门腔内支架分流术。近 20 天黄疸加重，曾服茵栀黄颗粒，但益加重。夜间低热，不思食，便秘，尿黄。舌边齿痕略有瘀色，苔微腻，脉稍弦。一身面目悉黄如烟熏。

[辨证] 阴黄。

[方药] 茵陈理中汤。

茵陈 12 克、党参 9 克、白术 9 克、干姜 6 克、炙甘草 6 克、柴胡 12 克、黄芩 6 克、鸡内金 12 克、生麦芽 15 克、大枣 15 克，7 剂。

二诊（5 月 26 日）：服上方后低热退，有食欲，大便日二三次，为软便，尿色由金黄色变浅。舌如前，脉左弦略浮，右弦中带缓。

［方药］改用柴胡桂枝干姜汤。

柴胡 12 克、黄芩 6 克、桂枝 9 克、炙甘草 6 克、天花粉 12 克、牡蛎 20 克、干姜 6 克、黄芪 15 克、茯苓 12 克、茵陈 12 克、鳖甲 12 克，10 剂。

三诊（9 月 26 日）：患者先后服柴桂姜汤加味 34 剂，黄疸消退，食欲改善。大便由白转黄，尿色由黄转清。

按：本例系自身免疫性肝硬化，曾行经颈静脉肝内门腔内支架分流术。2021 年 5 月 19 日因黄疸加重 20 余天，由西医同行引荐笔者诊治。医治黄疸需分辨虚实寒热，本例显系阴黄，前服茵栀黄颗粒反致黄疸加重。经治数月，先后用茵陈理中汤、柴胡桂枝干姜汤约 40 剂，黄疸消退，诸症改善。

抵当汤

◎阳明证，其人喜忘者，必有蓄血。所以然者，本有久瘀血，故令喜忘，屎虽硬，大便反易，其色必黑者，宜抵当汤下之。［249］（237）

笔者对本条持审慎态度。症见善忘、屎黑、便易，恐有上消化道出血，应谨慎对待。出血症并非一概禁用活血剂，所谓"旧血不去，新血不生"，但必须确属瘀血者方可考虑用之。

［250］（238）~［254］（242）条：辨可下不可下。

吴茱萸汤

◎食谷欲呕，属阳明也。吴茱萸汤主之。得汤反剧者，属上焦也。［255］（243）

吴茱萸一升，洗　人参三两　生姜六两，切　大枣十二枚，擘

上四味，以水七升，煮取二升，去滓，温服七合，日三服。

【主治方义】

吴茱萸汤重用吴茱萸、生姜，暖肝和胃、降逆止呕。吴茱萸一升折今60~83 克[2][14]。

（1）胃中虚冷，食谷欲呕，如本条。

（2）肝寒犯胃，浊阴上逆，"干呕，吐涎沫，头痛"，见［393］（378）条，"呕而胸满"，见（十七·8）（十七·9）条。

（3）少阴吐利，手足逆冷，烦躁欲死，见［323］（309）条。

现代常用于治疗消化道疾病（如急慢性胃肠炎、溃疡病、幽门梗阻等）、高血压、神经系统疾病（如三叉神经痛、梅尼埃病等）属肝胃虚寒、浊阴上逆者。

【应用要点】

1. 抓病机

吴茱萸汤证的病机为胃中虚冷，或肝寒犯胃，致使浊阴上逆。

2. 抓主证

吴茱萸汤证常见胸膈满闷、胃脘疼、呕吐清水、手足厥冷、烦躁欲死、下利、颠顶头痛、舌淡、脉沉弦等。

笔者用吴茱萸汤治疗肝胃寒气夹饮上逆之呕涎、颠顶痛，每获良效。另习用延年半夏汤，内寓吴茱萸汤，且功用有相近处。

附：半夏汤（《外台秘要》收载《延年秘录》方）

《外台秘要》载："主腹内左肋痃癖硬急，气满不能食，胸背痛者方。"

组成："半夏三两，洗　生姜四两　桔梗二两　吴茱萸二两　前胡三两　鳖甲三两，炙　枳实二两，炙　人参一两　槟榔子十四枚。"

麻子仁丸

◎跌阳脉浮而涩，浮则胃气强，涩则小便数，浮涩相抟，大便则硬，其脾为约，麻子仁丸主之。［260］（247）

麻子仁二升　芍药半斤　枳实半斤，炙　大黄一斤，去皮　厚朴一尺，炙，去皮　杏仁一升，去皮尖，熬，别作脂

上六味，蜜和丸如梧桐子大，饮服十丸，日三服，渐加，以知为度。

麻子仁丸主治肠胃燥热，脾津不足所致的脾约病，临床以大便难、小便数为特点。现多用于治疗习惯性便秘，痔疮，虚人、老人肠燥便秘以及心功能差等忌排便用力者。本方虽为润肠缓下之剂，但其中含有攻下破滞之品，不宜常服，孕妇慎用。

"以知为度"：汉代扬雄《方言》载："瘥、间、知，愈也。南楚病愈者谓之瘥，或谓之间，或谓之知。知，通语也。"由《素问·刺疟》"一刺则衰，二刺则知，三刺则已"来看，"知"与"已"相比，病愈程度有所不同，亦可理解为"见效"[15]。

现中成药麻仁丸即由本方制成，另有麻仁滋脾丸以本方改用制大黄，加当归、郁李仁而成。

吕志杰治一位20余岁女性患者，主诉尿频1年多，数次化验尿常规无异常，问及大便干硬，考虑为脾约证候，予麻子仁丸改汤7剂。复诊时二便自调。

可下证

[261]（248）~[264]（251）条：调胃承气汤证和小承气汤证。

[265]（252）~[268]（255）条：阳明三急下（急下存阴）和腹满不减当下证。

◎阳明少阳合病，必下利，其脉不负者，为顺也。负者，失也。互相克贼，名为负也。脉滑而数者，有宿食也，当下之，宜大承气汤。[269]（256）

后半段讲宿食当下。

前半段讲阳明少阳合病。太阳阳明合病之下利，用葛根汤；太阳少阳合病之下利，用黄芩汤；阳明少阳合病，可参考[242]（229）条"阳明病，发潮热，大便溏，小便自可，胸胁满不去者，与小柴胡汤"。

"负"：庞安时《伤寒总病论》载："阳明土，其脉大，少阳木，其脉弦。若合病，土被木贼克，更利，为胃已困。若脉不弦，为土不负；弦者，为土负，必死。"

栀子柏皮汤、麻黄连轺赤小豆汤

◎伤寒七八日，身黄如橘子色，小便不利，腹微满者，茵陈蒿汤主之。[273]（260）

◎伤寒，身黄发热，栀子柏皮汤主之。[274]（261）

肥栀子十五个，擘　甘草一两，炙　黄柏二两

上三味，以水四升，煮取一升半，去滓，分温再服。

◎伤寒，瘀热在里，身必黄，麻黄连轺赤小豆汤主之。[275]（262）

麻黄二两，去节　连轺二两，连翘根是　杏仁四十个，去皮尖　赤小豆一升　大枣十二枚，擘　生梓白皮切，一升　生姜二两，切　甘草二两，炙

上八味，以潦水一斗，先煮麻黄再沸，去上沫，内诸药，煮取三

升，去滓，分温三服，半日服尽。

茵陈蒿汤证与栀子柏皮汤证、麻黄连轺赤小豆汤证均属湿热发黄。根据湿热在里、在表及郁结程度的不同，有下、清、汗三法。

茵陈蒿汤证系湿热内壅，郁蒸而发黄，湿热并重，以发热、口渴欲饮、小便黄赤或不利、一身面目悉黄、黄色鲜明如橘子色、腹满为主证。用下法。

栀子柏皮汤证属湿热内蕴，不得宣泄于外而发黄，热重于湿，外无表证，内无里实之证，以心烦懊恼、口渴、身热、发黄为主证。用清法。

麻黄连轺赤小豆汤证为伤寒表邪未解，汗不得出，瘀热在里与湿相合，湿热郁蒸而发黄，以发热、恶寒、无汗、身痒、发黄、小便不利为主证。用汗法。

【麻黄连轺赤小豆汤临床应用】

1. 黄疸　本方用于治疗阳黄初期兼表证者，常加茵陈。若属阳黄表实无汗，可用《医宗金鉴》茵陈麻黄汤，以茵陈、麻黄水煎，加黄酒少许服。

2. 风水　本方用于治疗急性肾炎属风水者，以往屡有报道，效果良好，且可避免迁延不愈，转为慢性。表邪重加荆芥、防风、羌活之类；肺失宣降加桑白皮、杏仁。亦有用本方合五苓散者，益母草、白茅根、浮萍等皆可随症加减。《灵枢·本脏》所载"肾合三焦膀胱，三焦膀胱者，腠理毫毛其应"对肾炎从表论治具有理论指导意义，值得研究。

急性肾小球肾炎几十年前多见，常继发于上呼吸道、皮肤链球菌感染之后，今已少见。

3. 皮肤病　本方可用治荨麻疹、湿疹、血管神经性水肿、水痘等。

笔者用此方，连轺改连翘，梓白皮改桑白皮，常加浮萍，多用于皮肤病。因作发散剂用，每嘱患者服药后可能皮疹瘙痒加重一时，不必疑虑，并应适当避风。实际来看，药后有皮疹出多者，但多数未见一过性加重，疗效大都满意。

医案58——湿疹案

陈女，14岁，2014年4月5日就诊。

初诊：患者患湿疹，反复皮损瘙痒多年，加重数月。脉稍弦，舌红苔白。

［辨证］湿热郁遏肤表。

［治法］发表清热除湿。

［方药］麻黄连翘赤小豆汤加浮萍，5剂。

二诊（4月9日）：服上方前3剂疹出加重，后局部脱屑，瘙痒止。现足汗较多。

［方药］改用二妙散加味7剂。

医案59——经皮冠脉介入术术后皮疹瘙痒案

韩妪，70岁，2013年11月19日会诊。

初诊：经皮冠脉介入术（PCI）后出现荨麻疹5天，为暗红色细疹，瘙痒。今日又见吐泻交作，下利七八次，嗳气，考虑与饮食不适有关。脉沉，舌苔白腻。

［辨证］湿热郁遏，脾胃失和。

［治法］发表清热除湿，兼以和胃。

［方药］麻黄6克、连翘9克、赤小豆30克、杏仁9克、桑白皮15克、甘草6克、生姜20克、荆芥9克、防风9克、半夏12克、茯苓15克、浮萍9克，5剂。

3剂愈。

按：笔者见过多例PCI术后出现皮疹瘙痒者，不知是否与使用某种药物有关？据辨证予麻黄连翘赤豆汤两三剂可愈。

参考文献

①任应秋. 中医各家学说［M］. 上海：上海科学技术出版社，1980.

②吕志杰. 伤寒杂病论研究大成［M］. 北京：中国医药科技出版社，2010.

③李宇航.《伤寒论》方药剂量余配伍比例研究［M］. 北京：人民卫生出版社，2015.

④贵阳医学院. 科研资料汇编［M］. 贵阳：贵阳医学院，1973.

⑤王宝恩，赵淑颖，张淑文，等. 成人急性肺炎的中西医结合诊断与治疗［J］. 中医杂志，1980（4）：36-37.

⑥关庆增.《伤寒论》方证证治准绳［M］. 大连：大连出版社，1998.

⑦遵义医学院. 中西医结合治疗急腹症［M］. 北京：人民卫生出版社，1972.

⑧薛芳. 急性呼吸窘迫综合征与阳明腑实喘满证［J］. 辽宁中医杂志，1982（4）：10.

⑨北京中医学院东直门医院内科. 以中药为主治疗缺血性脑血管病107例疗效观察［J］. 北京中医学院学报，1980（1）：39.

⑩李宇航.《伤寒论》方药剂量余配伍比例研究［M］. 北京：人民卫生出版社，2015.

⑪高飞. 中医学对 MODS 的认识［M］// 盛志勇，胡森. 多器官功能障碍综合征. 北京：科学出版社，1999.

⑫姚梅龄. 临证脉学十六讲［M］. 北京：人民卫生出版社，2012.

⑬裴永清. 伤寒论临床应用五十论［M］. 北京：学苑出版社，1995.

⑭李宇航.《伤寒论》方药剂量余配伍比例研究［M］. 北京：人民卫生出版社，2015.

⑮高飞. 古方书中"知"字的含义［J］. 中医刊授自学之友，1985（1-2）：10.

第五章　辨少阳病脉证并治

第一节　少阳病特点及证治概要

◎ 少阳之为病，口苦，咽干，目眩也。[276]（263）

此条为少阳病提纲证，诸家多从经络腑枢风火特性解。如吕震名《伤寒寻源》云："以足少阳胆与三焦相火合化，此经受邪，多从升处而走所络之空窍，故仲景以口苦、咽干、目眩括少阳病之提纲。"柯琴《伤寒论注》以为，口、咽、目"三者能开能合，开之可见，合之不见，恰合枢机之象"。张志聪《伤寒论集注》云："此论少阳风火主气。夫少阳之上，相火主之，标本皆热，故病则口苦、咽干。《六元正纪论》云'少阳所至，为飘风燔燎'，故目眩。目眩者，风火相煽也。"魏荔彤《伤寒论本义》云："少阳经病，必有往来寒热、胸胁苦满、默默不欲饮食、心烦喜呕也；少阳胆腑病，必有口苦、咽干、目眩也。"

其实两组症状，可不必分别经腑而论。

◎ 少阳中风，两耳无所闻，目赤，胸中满而烦者，不可吐下，吐下则悸而惊。[277]（264）

◎ 伤寒，脉弦细，头痛发热者，属少阳。少阳不可发汗，发汗则谵语。此属胃，胃和则愈；胃不和，烦而悸。[278]（265）

少阳抗邪能力不如太阳、阳明，病位非表、非里、非上、非下，故治有汗、吐、下三禁。

少阳经证"头痛发热"与太阳、阳明经表证略同，"脉弦细"乃其特点。

◎ 本太阳病不解，转入少阳者，胁下硬满，干呕不能食，往来寒热，尚未吐下，脉沉紧者，与小柴胡汤。[279]（266）

◎ 若已吐下、发汗、温针，谵语，柴胡汤证罢，此为坏病。知犯何逆，以法治之。[280]（267）

邪入少阳，有柴胡证，当予小柴胡汤。柴胡证罢，应"知犯何逆，以法治之"。本条与[17]（16）条"太阳病三日，已发汗，若吐、若下、若温针，仍不解者，此为坏病，桂枝不中与之也，观其脉证，知犯何逆，随证治之"

体例相同。"观其脉证，知犯何逆"是说病有不同变化，须审证求因。"随证治之"，"证"中有"机"；"以法治之"，"法"从"理"出。此即今所谓"理法方药""辨证论治"也。

◎ 三阳合病，脉浮大，上关上，但欲眠睡，目合则汗。[281]（268）

《伤寒论》中共有两条"三阳合病"。[232]（219）条以阳明热证为主，用白虎汤。本条寝汗出，关以上脉浮大，亦属热盛，宜用清法。

◎ 伤寒六七日，无大热，其人躁烦者，此为阳去入阴故也。[282]（269）

◎ 伤寒三日，三阳为尽，三阴当受邪，其人反能食而不呕，此为三阴不受邪也。[283]（270）

少阳不但为太阳阳明表里之枢，亦为阴阳之枢。故邪从少阳之枢有阳去入阴的机转。如柴胡桂枝干姜汤证，黄元御认为"此为少阳之经而传太阴之脏""少阳坏病入太阴去路"。

◎ 伤寒三日，少阳脉小者，欲已也。[284]（271）

脉大则病进，少阳脉弦细，若脉转小，是邪退之象，亦是正虚待复，可期其自愈。

◎ 少阳病欲解时，从寅至辰上。[285]（272）

【六经病欲解时】

1. **太阳病**　从巳至未上（9 时 ~15 时）。
2. **阳明病**　从申至戌上（15 时 ~21 时）。
3. **少阳病**　从寅至辰上（3 时 ~9 时）。
4. **太阴病**　从亥至丑上（21 时 ~3 时）。
5. **少阴病**　从子至寅上（23 时 ~5 时）。
6. **厥阴病**　从丑至卯上（1 时 ~7 时）。

此为天人相应。六经病欲解时与天时阳气和经气衰旺有关。三阳病自不待言，三阴病欲解时含括子、丑、寅、卯，亦借助于天时阳气。亥时为一日中阴气最盛，子时阴极阳生，寅卯之交阴阳平均。

《灵枢·顺气一日分为四时》云："夫百病者，多以旦慧、昼安、夕加、夜甚，何也？岐伯曰……以一日分为四时，朝则为春，日中为夏，日入为秋，夜半为冬。朝则人气始生，病气衰，故旦慧；日中人气长，长则胜邪，故安；夕则人气始衰，邪气始生，故加；夜半人气入脏，邪气独居于身，故甚也。"

第二节　柴胡证与少阳病

问题 1：柴胡证与少阳病是什么关系？

问题 2：将小柴胡汤纳入少阳病范围有无道理？

小柴胡汤在《伤寒论》中使用范围较广，包括以下病证。

（1）邪入少阳，见（37、96、97、99、101、266）条。

（2）热入血室，见（144）（二十二·1）条。

（3）阳明里实未甚，兼见少阳，见（229、230、231）条。

（4）阳微结，见（148）条。

（5）产妇郁冒，见（二十一·2）条。

（6）诸黄，腹痛而呕，见（十五·21）条。

（7）伤寒瘥之后更发热，见（394）条。

（8）木强土弱，阳脉涩，阴脉弦，腹中急痛，先予小建中汤而不瘥者，见（100）条。

（9）呕而发热，见（379）（十七·15）条。

（10）误下后柴胡证仍在者，见（103、104、149）条。

小柴胡汤与其所治病证的关系（按所在篇目）如图5所示。

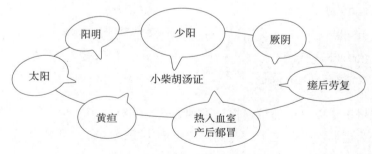

图 5　小柴胡汤与其所治病证的关系

为便于理解，可借用集合概念。以小柴胡汤证和少阳病为例：设 A 为小柴胡汤证，B 为少阳病，A 和 B 是两个集合，既属于 A，又属于 B，称为集合 A 与 B 的交集，记为：A∩B。即 A∩B={x | x∈A ∧ x∈B}。既属于少阳病又属于小柴胡汤证者即为二者的交集，用斜线标示，详见图6。

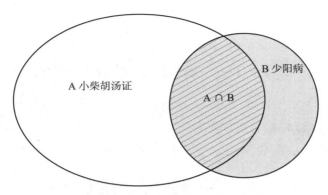

图 6　小柴胡汤证和少阳病的关系

由图可见，柴胡证与少阳病属于不同集合。引申来讲，方证与六经病证属于不同范畴，其间不能画等号，即没有恒定的对应关系。但其间又有相关性，其关系可通过交集理解。

少阳病以足少阳胆和手少阳三焦为生理、病理基础。少阳主枢，一般情况下禁用汗、吐、下法，而适用和法。小柴胡汤清胆和胃、燮理枢机、疏达三焦，是和剂的代表方，主要针对少阳病特点而设，尤适用于少阳病，少阳病的大部分情况均可用柴胡剂解决（由上示意图直观可见："A小柴胡汤证∩B少阳病"占据少阳病之大部分）。因此，将少阳病略等于（或近似于）柴胡证似乎偏差不大，但若以为小柴胡汤证即是少阳病则相去甚远，因柴胡证的治疗范围显然要大得多。

再复习一下小柴胡汤病机和治病机制：

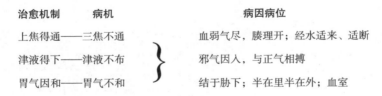

小柴胡汤证以气机郁结、枢机不利为基本病机，多发生于正气相对不足或体质较为虚弱的基础之上，其病位在半表半里或胸胁，可见胃气失和、三焦不畅诸证。不论外感、内伤，均常见到。

小柴胡汤主治枢机不利，胆气内郁，可作为少阳病主方。

第六章 辨太阴病脉证并治

第一节 太阴病特点及证治概要

◎ 太阴之为病，腹满而吐，食不下，自利益甚，时腹自痛。若下之，必胸下结硬。[286]（273）

脾主斡旋，脾升胃降。《素问·阴阳应象大论》云："清气在下，则生飧泄，浊气在上，则生䐜胀。"

◎ 太阴中风，四肢烦疼，阳微阴涩而长者，为欲愈。[287]（274）

◎ 太阴病，脉浮者，可发汗，宜桂枝汤。[289]（276）

这两条为太阴经表证治。

《素问·脉要精微论》载："长则气治。"《素问·平人气象论》载："平肝脉来，软弱招招，如揭长竿末梢，曰肝平。"《濒湖脉学》载："长脉不大不小，迢迢自若，如循长竿末梢为平。"《诊家正眼》载："长而和缓，即合春生之气，而为健旺之证。"若脉长而弦硬，按之有牵绳感，则属邪正俱盛的实证。《脉诀汇辨》载："长主有余，气逆火盛。"

姚梅龄[①]认为，"太阴之上，湿气主之"，四肢烦痛，为太阴风湿表证。涩主湿郁，脉渐变长，是正气来复之象。

◎ 自利不渴者，属太阴，以其脏有寒故也。当温之，宜服四逆辈。[290]（277）

所谓"《伤寒论》是一部辨证论证的书"，以此条最具代表性。理法方药丝丝入扣，称得上辨证论治之范例。

证（症）：自利不渴者。

辨六经：属太阴。

辨病因病机：以其脏有寒故也。

治法：当温之。

方药：宜服四逆辈。

学习其他条文时，皆应仿此领会仲景心法。

此条与[296]（282）条"自利而渴者，属少阴也"互相对看，可知仲景如何辨证。

◎ 伤寒脉浮而缓，手足自温者，系在太阴。太阴当发身黄，若小便自利者，不能发黄，至七八日，虽暴烦下利，日十余行，必自止，以脾家实，腐秽当去故也。[291]（278）

本条与阳明篇[199]（187）条相比，前半段行文一致，但转归不同。

阳明与太阴相表里，互为中气。《素问·六微旨大论》云："阳明之上，燥气治之，中见太阴……太阴之上，湿气治之，中见阳明。"太阴标本同气，从本化；阳明本燥标阳，从乎中气，有从湿化和从燥化的两种病理变化，如图7所示。

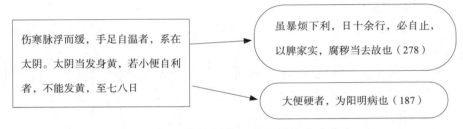

图 7　太阴病转归（湿化、燥化和自愈）

第二节　方药证治

桂枝加芍药汤、桂枝加大黄汤

◎ 本太阳病，医反下之，因尔腹满时痛者，属太阴也，桂枝加芍药汤主之。[292]（279）

◎ 大实痛者，桂枝加大黄汤主之。[293]（279）

桂枝加芍药汤方

桂枝三两，去皮　芍药六两　甘草二两，炙　大枣十二枚，擘　生姜三两，切

上五味，以水七升，煮取三升，去滓，温分三服。

桂枝加大黄汤方

桂枝三两，去皮　大黄二两　芍药六两　生姜三两，切　甘草二两，炙　大枣十二枚，擘

上六味，以水七升，煮取三升，去滓，温服一升，日三服。

桂枝汤外可调和营卫，内可和脾建中。桂枝加芍药汤中芍药倍于桂枝，

则不治表而治里。《神农本草经》谓芍药主"邪气腹痛，除血痹，破坚积寒热疝瘕，止痛，利小便，益气"。一言以蔽之，芍药能开阴结。小柴胡汤、通脉四逆汤、防己黄芪汤皆以腹痛加芍药，欲其入脾开结而止腹痛。芍药与甘草同用缓急止痛；与枳实合用行气散滞止痛；与归、芎同用理血调经止痛；与桂枝配伍，等量调和阴阳营卫，倍量通阳行阴。

《类聚方广义》载："本方治桂枝汤证，而腹拘挛甚者。"《汉方处方应用の实际》载本方"用于体质虚弱的腹痛、下利。此时的下利是便后仍感大便残留、泻下不爽等"。

相见三郎、大野健次等以桂枝加芍药汤与小柴胡汤合方治疗癫痫、三叉神经痛。

桂枝加芍药汤加胶饴一升即为小建中，功能为之一变，成补虚缓急之剂。参考大建中汤亦用胶饴，知建中法是以胶饴为重也。

太阴腹痛，系脾家虚而阴结。阴结似实，但与阳明"胃家实"之腹痛大有不同。胃家燥热结实当下，脾虚阴结宜缓急温通。"大实痛者"，是阴结较甚，断不可用大下之法！成本大黄仅加一两（宋本为二两），不宜按"外搏阳明"解，应是脾虚阴结成实，作为使药加入，协助芍药而已。倘若用量稍大，易动胃气而反致下利，参看下条便知。

医案60——腹痛不大便案

杨女，49岁，2010年12月24日就诊。

初诊：患者3个月前曾因肠梗阻行肠粘连松解排列术，此次入院取出排列管后，切口局部疼痛，触之痛甚，大便不下，脉弦无力，舌苔白厚。

[辨证] 太阴病大实痛。

[方药] 桂枝15克、白芍30克、炙甘草6克、大枣20克、酒军10克、黄芪30克、红藤20克、枳壳10克，3剂。

二诊（12月27日）：患者腹痛明显缓解，大便1次，欠畅利。

[方药] 桂枝12克、白芍25克、炙甘草5克、大枣20克、酒军10克、黄芪25克、枳壳10克。

7剂愈。

◎ 太阴为病，脉弱，其人续自便利，设当行大黄、芍药者，宜减之，以其人胃气弱，易动故也。[294]（280）

"胃气弱，易动"多见于老年人，且常与"不易动"同时存在。其原因为老年人脏气虚弱，脾运失健，津气不足，活动少而肠蠕动差，致大便不通或不畅，有的长期依赖通便药。临床常常见到服通便药后大便不下，加量后又泻下不止者，即"易动"也。

对"胃气弱，易动"之人，一般用药剂量应较常人酌减。

参考文献

①姚梅龄. 临证脉学十六讲［M］. 北京：人民卫生出版社，2012.

第七章　辨少阴病脉证并治

第一节　少阴病特点及证治概要

少阴兼水火，有寒化、热化不同变化，而多发生于阳虚、阴虚基础之上。症状以恶寒蜷卧、四逆、吐利、咽痛为常见，死证较多。

◎ 少阴之为病，脉微细，但欲寐也。[295]（281）

《伤寒论·辨脉法》载："脉瞥瞥如羹上肥者，阳气微也。脉萦萦如蜘蛛丝者，阳气衰也（赵本"一云阴气"）。"后世多以脉微为阳虚，脉细为阴虚。如沈又彭《伤寒论读》载："微，薄也，属阳虚；细，小也，属阴虚。"

章楠《伤寒论本旨》载："人之卫气，由阴跷脉而入于阴则寐，由阳跷脉而出于阳则寤。阳跷为太阳之支别，阴跷为少阴之支别。少阴受邪，卫气沉困，不能外达于阳，故脉微细，但欲寐也。""欲寐"不等于安然入寐，是一种寤而不精、欲寐不能的状态。常见于老年病衰之人，精力不足使然。《灵枢·营卫生会》载："黄帝曰：老人之不夜瞑者，何气使然？……老者之气血衰，其肌肉枯，气道涩，五脏之气相搏，其营气衰少而卫气内伐，故昼不精，夜不瞑。"

◎ 少阴病，欲吐不吐，心烦，但欲寐，五六日自利而渴者，属少阴也，虚故引水自救。若小便色白者，少阴病形悉具。小便白者，以下焦虚，有寒，不能制水，故令色白也。[296]（282）

所谓辨证，就是从某一（些）症状入手，结合其他伴随脉症，参考起病、治疗过程，辨出病机，再以法治之。本条是辨"自利"归属，渴者属少阴，应与[290]（277）条"自利不渴者，属太阴"互相对照。

进一步分析"自利而渴者，属少阴"，又有阳虚不能蒸化津液、阴虚水热互结等不同，还需深入细辨。少阴病形（恶寒、脉微细、但欲寐等）悉具，小便清长者，是"下焦虚，有寒，不能制水"；若小便不利、心烦不寐、舌红无苔而滑，是阴虚水热互结。

成无己《伤寒明理论》对50个常见"症"进行辨析，具有示范作用，但尚欠全面细致。

笔者仿学辨"渴"如下。

【辨"渴"】

《伤寒明理论》载:"伤寒渴者,何以明之?渴者,里有热也……伤寒病至六七日而渴欲饮水,为欲愈之病,以其传经尽故也……若饮水过多,热少不能消,故复为停饮诸疾。"

以下总结了《伤寒论》中"渴"的病因病机。

1. 邪热伤津,故渴

常见以下 3 种情况:①阳明热盛,耗气伤津。症见口干舌燥、心烦、背微恶寒、脉浮、发热无汗、欲饮水,或汗出多。治宜清热、益气、生津,用白虎加人参汤。见(169、170、222、224)条。②邪在少阳,木火内郁。一般见于伤寒五六日中风,伴见往来寒热、胸胁苦满、嘿嘿不欲饮食、心烦喜呕,或渴。治宜和解少阳、清热生津,用小柴胡汤去半夏加人参、栝楼根。见(96)条。也可见于伤寒四五日,伴见身热恶风、颈项强、胁下满、手足温而渴。治宜和解少阳,用小柴胡汤。见(99)条。③感受温邪。见(6)条"太阳病,发热而渴,不恶寒者,为温病";(113)条"形作伤寒,其脉不弦紧而弱,弱者必渴"。

2. 厥阴寒证,阳复阴退,故渴

见(329)条"厥阴病,渴欲饮水者,少少与之愈";(360)条"下利,有微热而渴,脉弱者,今自愈";(367)条"下利,脉数而渴者,今自愈"。

3. 水饮内停,气化不利,津不上承,故渴

常见以下 5 种情况:①水蓄下焦,膀胱气化失职。症见汗出,发热,六七日不解而烦,有表里证,欲饮水,水入则吐,下之痞不解,口燥而烦,小便不利。治宜化气、行水、解表,用五苓散。见(73)(74)(156)(244)条。②外寒内饮。见于伤寒表不解,心下有水气,伴干呕、发热而咳或渴等。治宜散寒蠲饮,用小青龙汤。见(40)条。③水热互结胸膈。见于"太阳病,重发汗而复下之",伴"不大便五六日,舌上燥而渴,日晡所小有潮热,从心下至少腹硬满,而痛不可近"。治宜泻热、逐水、破结,用大陷胸汤。见(137)条。④邪郁少阳,三焦不畅。见于"伤寒五六日,已发汗而复下之",伴"胸胁满微结,小便不利,渴而不呕,但头汗出,往来寒热,心烦"。治宜和解少阳、温化水饮,用柴胡桂枝干姜汤。见(147)条。⑤津亏阴虚,水热互结。症见"脉浮,发热,渴欲饮水,小便不利";或见于"少阴病,下利六七日",伴"咳而呕渴,心烦不得眠"。治宜育阴润燥、清热利水，用猪苓汤。见（223）（319）条。

4. 下焦阳虚，津液不化，不能上承，故渴

见（282）条"少阴病，欲吐不吐，心烦，但欲寐，五六日自利而渴者，属少阴也，虚故引水自救"。

5. 吐利，脾不散精，水津不布，故渴欲得水

见于霍乱，伴见头痛、发热、身疼痛等。治宜温中散寒、健脾利湿，用理中汤加术。见（386）条。

◎ 病人脉阴阳俱紧，反汗出者，亡阳也，此属少阴，法当咽痛而复吐利。［297］（283）

此条从脉紧而反汗出辨属少阴，与脉紧无汗属太阳相对照。

少阴咽痛，参考［325］条甘草汤、桔梗汤，［327］条半夏散及汤。

今之医，多以咽痛属热，常用清热利咽剂。而少阴咽痛，有属阴虚喉痹者，亦有属阳虚感寒者。甘草汤、桔梗汤，寒热咽痛皆可用；麻黄附子剂、半夏散及汤，用于阳虚客寒。

◎ 少阴病，脉细沉数，病为在里，不可发汗。［299］（285）

◎ 少阴病，脉微，不可发汗，亡阳故也。阳已虚，尺脉弱涩者，复不可下之。［300］（286）

少阴病有汗下之禁，应从阴虚、阳虚两个方面加以理解。"病为在里""亡阳"者禁汗。营阴不足，"尺脉弱涩"者禁汗下。可参考［50］（49）条"尺中脉微，此里虚"，［51］（50）条"假令尺中迟者，不可发汗，何以知然？以荣气不足，血少故也"。

不过少阴亦有表证，宜温经解表。还有阴液被劫夺之三急下证。

［301］（287）~［306］（292）条：少阴病"脉紧反去""手足温""时自烦""欲去衣被"等，为寒去、阳气来复的欲愈之象。脉不至者，施用灸法。

［307］（293）条：少阴之邪外出太阳。

［308］（294）条：下厥上竭——危重症可见。

［307］（293）、［308］（294）条涉及血证，有顺逆之不同。

［309］（295）~［314］（300）条：承上条"难治"证，集中讲少阴病死证。症见恶寒、身蜷而利、手足逆冷、冒眩息高、脉微细或不至、欲吐、躁烦等，系少阴阴寒内盛，阳气衰败，阴盛格阳，阴阳离决之象。

第二节 方药证治

麻黄细辛附子汤、麻黄附子甘草汤

◎少阴病，始得之，反发热，脉沉者，麻黄细辛附子汤主之。
[315]（301）

麻黄二两，去节　细辛二两　附子一枚，炮，去皮，破八片

上三味，以水一斗，先煮麻黄，减二升，去上沫，内诸药，煮取三升，去滓，温服一升，日三服。

◎少阴病，得之二三日，麻黄附子甘草汤微发汗。以二三日无证，故微发汗也。[316]（302）

麻黄二两，去节　甘草二两，炙　附子一枚，炮，去皮，破八片

上三味，以水七升，先煮麻黄一两沸，去上沫，内诸药，煮取三升，去滓，温服一升，日三服。

此两条为少阴表证，或谓直中，亦有称太阳少阴两感者。可与太阳篇[96]（92）条"病发热头痛，脉反沉，若不瘥，身体疼痛，当救其里。四逆汤方"合看，以见太阳与少阴互为表里的关系。

【主治方义】

六经皆有表证。少阴阳虚当温，邪在经表宜汗，故以麻黄附子剂温经发汗、助阳解表。

麻黄细辛附子汤中麻黄发汗解表；附子扶阳温里；细辛既能解在表之寒，又能散少阴之邪，与麻黄、附子相伍，表里两治。三药合用，有温阳、散寒、解表之功。但麻黄、细辛辛散有力，走而不守，耗损正气，故适用于少阴始病之时而正虚不甚者。

若少阴病已得之二三日，则正气益虚，如未见厥逆、下利等里证，可不用四逆汤救里，但仍需表里同治。因正气较虚，恐麻黄细辛附子汤辛散伤正，故去辛窜之细辛，加甘缓之甘草，是少阴经表证的微汗法。

【类证辨析】

麻黄细辛附子汤证与四逆汤证：两方皆为少阴病而设，但前者主治少阴兼表，表里同病且里虚不甚；后者主治少阴里证，且里虚较重。

丹波元坚曰："直中者，所谓发于阴者也。其人阳气素衰，邪气之中，不能相抗，为其所夺，直为虚寒者矣。而有轻重之分。盖里未甚衰，表专虚寒者，邪气相得，以稽留表，故犹有发热，此病为轻，如麻黄附子细辛甘草二汤证是也。"

【临床应用】

（一）古代应用

《张氏医通》载："若暴哑声不出，咽痛异常，卒然而起，或欲咳而不能咳，或无痰，或清痰上溢，脉多弦紧，或数疾无伦，此大寒犯肾也，麻黄附子细辛汤温之……慎不可轻用寒凉之剂。"

《兰室秘藏》载："少阴经头痛，三阴三阳经不流行，而足寒气逆为寒厥，其脉沉细，麻黄附子细辛汤为主。"

《证治准绳》载："治肾脏发咳，咳者腰背相引而痛，甚则咳涎；又治寒邪犯齿，致脑齿痛，宜急用之，缓则不救。"

《医贯》载："有头痛连脑者，此系少阴伤寒，宜本方，不可不知。"

（二）现代应用

1. 内科疾病

（1）感冒：用于阳虚感受风寒、空调冷气等。

（2）肺部疾病：用于肾阳素虚，复感寒邪所致的咳喘。

（3）心血管疾病：常用于病窦综合征、心动过缓。刘渡舟老师[1]在临床治疗心率过缓，脉来迟缓、心悸、气短、胸满、背寒，用麻黄细辛附子汤，以鼓舞振奋心阳之气。接轨用生脉散，以滋心肺之气阴，又能起到拮抗麻黄、细辛之耗散及相互协同的作用，临床疗效佳。

（4）痛证：凡肾阳虚弱，寒邪外束，气血不畅，脉络受阻所致的疼痛，皆可用本方加减治疗。唐祖宣等[2]以本方加味治疗肢端动脉痉挛证和血栓引起的疼痛，及风湿性关节疼痛。对风湿性疼痛加白术、防风、大剂量黄芪；对血管性疼痛加川芎、红花，病在上肢加桂枝，下肢加川牛膝。

（5）水肿：本方适用于阳虚阴盛，复感寒邪，气化无权，水道不利所致之水肿。《金匮要略·水气病脉证并治》治"心下坚，大如盘，边如旋杯，水饮所作，桂枝去芍药加麻辛附子汤主之"。唐祖宣[2]认为本方有发表散寒、温阳利水之功，投之可内外分消，水肿自去，常用于治疗急慢性肾炎、心脏病引起的水肿，尤其对因季节交替和气候骤变而加重病情，且伴发热、恶寒、无汗者，多能获效。若方中加白术 30 克，健脾利水，其效更佳。

此外，尚有报道用本方加味治愈遗尿、嗜睡等。

2. 外科疾病

（1）阴疽：张振东[3]报道用本方治疗下肢脱疽 21 例，病程在 3 个月至 3 年不等，结果 15 例治愈，4 例好转，2 例无效。魏道善[4]以本方加味治疗余毒流注（多发性肌肉深部脓肿）、穿踝疽（右踝化脓性关节炎）、附骨疽（右胫骨急性骨髓炎）、委中毒（腘窝部化脓性淋巴结炎）各 1 例，均收到很好的疗效。

（2）肾绞痛：洪智林[5]用本方治疗肾绞痛 12 例，其中肾结石 9 例，输尿管上端结石 3 例。结果 12 例均在进药后半小时痛减，1 小时内痛消失，故认为本方对痛势越急、越重者，效果越快越好；而对虽痛不剧，四肢不冷者无效。

3. 五官科疾病

本方亦常用治少阴咽痛、暴瘖、变态反应性鼻炎等。

医案 61——温经扶阳治晕厥

患者，男，30 岁。

[病史] 1989 年 5 月 30 日晚，患者感周身不适、乏力、发热，体温 38.9℃，自服对乙酰氨基酚后体温稍降。次日来医院就医时晕厥数次，血压 71~90/49~60mmHg，脉搏 38 次 / 分，白细胞 $5.3×10^9$/L，心电图示Ⅱ度房室传导阻滞。诊断为急性病毒性心肌炎（暴发型），急诊收住院。入院后，给予能量合剂、大剂量青霉素和激素治疗，地塞米松日用量达 20 毫克。经治数日，病情无明显改善。6 月 5 日邀中医会诊。

初诊：见患者精神萎靡，面色晦暗，但欲寐。其平素体健，现无发热，但觉周身酸重乏力，夜间盗汗，脉细而迟（脉搏 46 次 / 分），舌暗苔白。

[辨证] 参考（134）条"头痛，发热，微盗汗出，而反恶寒者，表未解也"，可知本例"盗汗"系"表未解也"。辨为外邪直中少阴。

[方药] 因病已数日，故不用麻黄细辛附子汤之烈，而取麻黄附子甘草汤之缓。

麻黄 6 克、附子 10 克、甘草 10 克，2 剂。

服药后周身潮润微汗，体畅安眠，唯觉乏力气短、嗜眠、脉细而缓（脉搏 50 次 / 分）。

二诊：尽剂后，患者精神好转，盗汗已除，嗜卧，心电图示窦性心动过缓，已无房室传导阻滞，脉搏恢复至 60 次 / 分，苔白厚。

［辨证］外邪已去，正气未复。

［方药］改用苓桂术甘汤合附子汤加减，以温复心阳。

茯苓 30 克、桂枝 10 克、白术 10 克、炙甘草 6 克、附子 10 克、黄芪 20 克、白芍 12 克、白蔻 6 克，6 剂。

药后精神转佳，症状若失，脉搏 70 余次 / 分。予健脾益气类善后，又服 12 剂。出院时体力完全恢复，能登至 16 层楼顶。随访 1 年无复发。

医案 62——温经散寒治暴瘖

刘女，37 岁，2007 年 4 月 6 日就诊。

初诊： 患者清明前返乡扫墓，2 天前咽痛，昨起失音，声不得出，无寒热，咽不充血，苔薄白而润，脉细数。

［辨证］暴寒客咽。

［方药］因已病 2 天，用麻黄附子甘草汤。

麻黄 10 克、附子 10 克、甘草 10 克、桔梗 10 克、蝉蜕 10 克、木蝴蝶 20 克，2 剂。

服上方 1 剂声出，2 剂复常。服药后并无大汗出。

按：足少阴经脉"入肺中，循喉咙，挟舌本"，此例为外寒直中少阴所致。

火神派传人卢崇汉重用麻黄附子细辛汤（附子 75~90 克、麻黄 15 克、细辛 15 克）治疗阳虚客寒，窒塞清窍所致暴盲、暴喑、暴聋。（《扶阳讲记》）

余国俊《中医师承实录》载："麻黄附子细辛汤基本病机就外感而言是心肾阳虚，复感寒邪，表里同病。若系内伤杂病，则为阳虚寒凝。"

医案 63——火郁发之治目疼

赵女，53 岁，2008 年 5 月 6 日就诊。

初诊： 4 月 5 日，患者因汗出受风，遂发热，初恶寒高热，自服红糖生姜水后汗出，热稍退，此后低热不已，午后热起，体温 37~38℃，无寒热。目珠痛甚，白睛淡赤，畏光。脉弦细，舌暗红，苔腻。

［辨证］脉络膜炎，寒凝火郁证。

［方药］麻黄附子甘草汤。

麻黄 15 克、附子 15 克、甘草 10 克、木贼 15 克、羚羊粉 0.6 克（分 2 次冲），2 剂。每剂分 3 服。

服药得汗，诸症悉减，目痛愈，目赤稍褪，发热略退。后用引火汤引火归元，调理而愈。

按：外障眼病常用辛温发散之法治疗，如陈达夫《中医眼科六经法要》

载："凡目暴病太阳，白珠血丝作淡红色，涕清如水，泪漏如泉，畏光甚，无眵，两眉头痛者，寒也，麻黄汤主之。"

另如《眼科奇书》四味大发散：麻黄绒一两或二两、蔓荆子一两、藁本一两、北细辛五钱或用一两、老生姜一斤或用八两。治"凡头风灌目，头顶如棒敲，目珠如针刺，疼痛难忍"。

黄连阿胶汤

◎少阴病，得之二三日以上，心中烦，不得卧，黄连阿胶汤主之。[317]（303）

黄连四两　黄芩二两　芍药二两　鸡子黄二枚　阿胶三两（一云三挺）

上五味，以水六升，先煮三物，取二升，去滓，内胶烊尽，小冷，内鸡子黄，搅令相得，温服七合，日三服。

黄连阿胶汤是治疗少阴阴虚火旺，心肾不交，水火失济之方，用于"心中烦，不得卧"。该证心烦，入夜尤剧，甚至坐卧不宁。脉多见细数或弦细数。少阴热化证，舌象最为重要。黄连阿胶汤证舌质红绛少苔或光绛无苔，甚则舌尖起刺如草莓。猪苓汤证亦舌红无苔或少苔，而舌多滑润，示有饮邪。

本方煎制方法讲究，需向患者及患者家属交代清楚。

鸡子黄搅入时机：候小冷，勿令烫熟，以半生半熟状态为宜。

笔者以本方治疗阴虚火旺，心肾不交之不寐，屡屡收效，但不宜多服。曾治多日不寐、两目呆直失神、舌瘦色红无苔患者，依法予黄连阿胶汤3剂，当晚覆杯即卧，药尽而愈。患者欲巩固疗效，又服数剂。再诊时舌反淡胖，边有齿痕，舌上白苔，改用温胆汤后恢复正常。

笔者近年来常将阿胶改用龟甲胶，其一是因阿胶价昂；其二则是因龟甲本有潜阳之功，更为合适。

老师经验，若肾阴虚较著者，以本方与六味地黄汤接轨合用。

医案64——不寐心惧案

陈女，64岁，2018年6月14日就诊。

初诊：患者诉经常不寐，近1周加重，且心惧，口干，咳，脉弦细，舌薄。

[辨证] 阴虚火旺，心肾不交。

[治法] 养阴、清热、安神。

［方药］黄连阿胶汤。

黄连 9 克、黄芩 6 克、白芍 9 克、龟甲胶 10 克（烊化）、鸡子黄 2 枚，5 剂。

依法煎煮、烊化，分早、晚服用，服前加热，候小冷，搅入鸡子黄 1 枚。

二诊（6 月 20 日）：患者服药 1 剂即能安睡，心已不惧。

［方药］黄连 6 克、生地 15 克、麦冬 12 克、五味子 6 克、旱莲草 15 克、女贞子 15 克、茯苓 15 克，12 剂。

附子汤

◎少阴病，得之一二日，口中和，其背恶寒者，当灸之，附子汤主之。［318］（304）

◎少阴病，身体痛，手足寒，骨节痛，脉沉者，附子汤主之。［319］（305）

附子二枚，炮，去皮，破八片　茯苓三两　人参二两　白术四两　芍药三两

上五味，以水八升，煮取三升，去滓，温服一升，日三服。

附子汤证之恶寒，为阳虚生外寒，非阳虚外感。身体痛、骨节痛，酷似太阳表证，但身不热而"手足寒"、脉不浮而见沉，乃阳虚寒湿凝滞之象，治宜扶阳抑阴、温化寒湿。

梁华龙认为本方可"治疗寒湿浸淫经脉肌肉"（麻黄细辛附子汤、麻黄附子甘草汤系针对寒湿初入少阴经表），方中"芍药一味既能够搜罗经脉肌肉中的水湿之气，又能够缓急舒挛而治疗疼痛"。⑥

《神农本草经》谓芍药主"邪气腹痛，除血痹，破坚积寒热疝瘕，止痛，利小便，益气"。在太阳病上篇桂枝去桂加茯苓白术汤条，已就芍药破阴结的功用加以讨论。芍药用于附子汤、真武汤中，用意亦在于此。《本经疏证》载："破阴布阳，附子、真武等证是也。是于用芍药……又有水与寒之分。水性流动，故激射四出；寒性坚凝，故定止不移。动，故或咳，或利，或呕，则应之以生姜，使追逐四出之邪；不动，故身体疼，手足寒，骨节痛，则应之以人参，使居中而御侮，白术、附子之温燥，以布阳光消阴翳，茯苓之通利，以开其出路，而赖芍药开通凝结则同，盖阴不开，阳不入，反足以助泄越者有之矣，讵非此一味为之枢机耶！"

芍药之开通凝结，在附子汤中是消寒邪之凝滞，在真武汤中是开通水气凝结。芍药"利小便"，配合苓、术使寒湿从小便去矣。

下篇　条文方证篇

175

伤寒
习悟

桃花汤

◎ 少阴病，下利便脓血者，桃花汤主之。［320］（306）

赤石脂一斤，一半全用，一半筛末　干姜一两　粳米一升

上三味，以水七升，煮米令熟，去滓，温服七合，内赤石脂末方寸匕，日三服。若一服愈，余勿服。

［320］（306）~［322］（308）条：讲少阴病下利便脓血，有寒热之别和涩肠补泻之分。

桃花汤中所用赤石脂为硅酸盐类矿物多水高岭石族多水高岭石，主要含四水硅酸铝。本方妙在一半全用，一半筛末，充分利用了赤石脂的收涩作用。

西药蒙脱石散亦属收敛止泻药。蒙脱石又名微晶高岭石或胶岭石，是一种硅铝酸盐，其主要成分为八面体蒙脱石微粒，因最初发现于法国的蒙脱城而命名。

赤石脂和蒙脱石散俱属高岭石族，有收涩止泻作用。

原北京 302 医院药学部将桃花汤制成桃花三味咀嚼片，作为医院制剂使用，携带服用方便。

医案 65——少阴下利案

刘翁，91 岁，2007 年 5 月 10 日就诊。

初诊：患者左股骨颈骨折术后 9 个月，因呼吸衰竭入院。溏便或糊便日久，1 天三四次至五六次，精神恍惚，手指虚空，脉弦迟结，按之无力，舌干少津。

［方药］予八味丸合理中汤 7 剂，意图脾肾双补。

二诊（5 月 18 日）：患者仍下利，日五六次，且近 2 天发热、昏睡，脉大结无力，舌仍少津。

［辨证］少阴阳衰，滑脱不禁。

［方药］改四逆汤合桃花汤，加葛根以升津。

附子 10 克、干姜 10 克、赤石脂 15 克、炙甘草 6 克、葛根 15 克，6 剂。

药后大便减为 1 天 2 次，症状改善，稍有神，舌上生津，寸口脉弦而芤，趺阳脉微，少阴脉大而弱。后又以该方加扁豆继服 14 剂，大便日一二次，为成形软便，精神好转，舌润少苔，脉仍弦结，按之不足。

◎少阴病，吐利，手足逆冷，烦躁欲死者，吴茱萸汤主之。[323]（309）

吴茱萸汤证在《伤寒论》中见于阳明、少阴、厥阴病，在《金匮要略》中见于呕吐篇，共同点在于一个"呕"字："食谷欲呕""干呕，吐涎沫""呕而胸满""少阴病吐利"。其病机在于胃寒气逆，或因肝寒犯胃，或因阳虚寒盛。

手足逆冷而烦躁是阴寒内盛，虚阳扰动之象。

猪肤汤

◎少阴病，下利，咽痛，胸满，心烦，猪肤汤主之。[324]（310）

猪肤一斤

上一味，以水一斗，煮取五升，去滓，加白蜜一升，白粉五合，熬香，和令相得，温分六服。

本方为食疗方。

[324]（310）~[327]（313）条：讲少阴咽痛辨治。少阴之经脉"其直者，从肾上贯肝膈，入肺中，循喉咙"，故少阴病又有咽痛的特点，依据阴虚、生疮、客寒等不同而分别治之。

甘草汤、桔梗汤

◎少阴病二三日，咽痛者，可与甘草汤，不瘥，与桔梗汤。[325]（311）

甘草汤方

甘草二两

上一味，以水三升，煮取一升半，去滓，温服七合，日二服。

桔梗汤方

桔梗一两　甘草二两

上二味，以水三升，煮取一升，去滓，温分再服。

由本条和通脉四逆汤方后注所云"咽痛者去芍药，加桔梗"可知，桔梗有利咽之功，《名医别录》谓其"疗咽喉痛"。然桔梗尚有开结和排脓作用，三物白散用之，《金匮要略》排脓汤、排脓散亦用之。《金匮要略·肺痿肺痈咳嗽上气病脉证治》载："咳而胸满，振寒脉数，咽干不渴，时出浊唾腥臭，久久吐脓如米粥者，为肺痈，桔梗汤主之。"方后注云："分温再服，则吐脓血也。"

《神农本草经》谓桔梗主"胸胁痛如刀刺，腹满，肠鸣幽幽，惊恐悸气"。

《本经疏证》谓："芍药开阴结……桔梗开阳结……诸家谓为升提，谓为舟楫，似矣。"又云："枳实芍药散，本治产后瘀血腹痛，加桔梗、鸡子黄为排脓，是知所排者，结于阴分血分之脓。桔梗汤本治肺痈吐脓喉痛，加姜枣为排脓汤，是知所排者，阳分气分之脓矣。二方除桔梗外，无一味同，皆以排脓名，可见排脓者必以桔梗，而随病之浅深以定佐使，是桔梗者，排脓之君药也。"

后世玄麦甘桔汤出自清代顾世澄的《疡医大全》，有养阴润燥、清火利咽、止咳化痰之功，用于阴虚喉痹，症见喉痒、干咳无痰、口渴、咽干等。

苦酒汤

◎少阴病，咽中伤，生疮，不能语言，声不出者，苦酒汤主之。[326]（312）

半夏洗，破如枣核，十四枚　鸡子一枚，去黄，内上苦酒，着鸡子壳中

上二味，内半夏，着苦酒中，以鸡子壳置刀环中，安火上，令三沸，去滓。少少含咽之，不瘥，更作三剂。

笔者常用该方，嘱以水、醋煎半夏，仿黄连阿胶汤法，候小冷，再入鸡子白，搅令相得，勿令全熟。服法尤其重要，须少少含之，徐徐咽下，效果才好。

本方敛疮愈伤效佳。其病机为虚火上炎与痰涎交结为患，伤于咽喉。证候特点：除咽中痛、声不出外，咽峡部或见溃疡，上覆白苔，咽后壁附着黏液痰涎较多。常发生于某些肿瘤放化疗患者，今多归于"喉痹"。治虚火上炎者，笔者予服陈士铎引火汤，兼含咽苦酒汤，有效。

另，凤凰衣养阴清肺，有敛疮、消翳之功，可用于咽痛失音、溃疡不敛、目生翳障等。

昔治一未满月婴儿，患先天性喉喘鸣，呼吸声喝喝，昼夜不已。予半夏、桔梗、蝉蜕、凤凰衣煎汤服之，数日喘鸣止而愈。

半夏散及汤

◎ 少阴病，咽中痛，半夏散及汤主之。[327]（313）

半夏洗　桂枝去皮　甘草炙

上三味，等分，各别捣筛已，合治之，白饮和服方寸匕，日三服。若不能散服者，以水一升，煎七沸，内散两方寸匕，更煮三沸，下火，令小冷，少少咽之。半夏有毒，不当散服。

半夏散及汤治客寒咽痛：咽虽痛但不红肿，苔白而滑润，气逆，一般痰涎较多。

今习以咽痛区分风寒、风热，甚至有以为咽痛必属热者，笔者以为不妥。其实寒性收引，寒邪客咽，咽痛尤剧，亦有暴瘖者。区分寒热当视其咽喉，但不可仅凭色红而断。红有不同，属热者焮红、鲜红，属寒者浅红、水红，有时难以准确描述，需凭经验结合他症辨之。

医案 66——喉痛初起案

张妪，73 岁，2018 年 4 月 25 日就诊。

初诊：患者诉咽痛半月，牵涉右颈部作痛，右耳作痒。咽部右侧似有条索状肿物，较周围黏膜色淡，咽稍红。平素脾虚体弱。脉弦细，舌偏胖，前半少苔。

［辨证］喉痛初起。

［方药］（1）半夏散、白散、排脓散合方加减。

半夏 9 克、桔梗 9 克、甘草 6 克、浙贝母 6 克、鸡子白 1 枚，7 剂。

醋水煎，再入鸡子白，搅令相得，少少含咽之。

（2）另服小柴胡胶囊。

二诊（5 月 3 日）：服 2 剂后咽痛减轻，药尽咽痛已。但仍觉咽喉不适，如有痰附着。自汗，稍恶风，大便偏干。脉弦细数，舌偏胖，色淡暗，苔少。咽部右侧条索状肿物已消减缩小，咽前颚弓边缘稍红。

［方药］玄麦甘桔汤（桔梗汤）合升降散加减。

桔梗 9 克、甘草 6 克、玄参 9 克、麦冬 12 克、蝉蜕 3 克、僵蚕 6 克、浙贝母 6 克、大黄 2 克，7 剂，水煎服。

白通汤、白通加猪胆汁汤

◎少阴病，下利，白通汤主之。[328]（314）

葱白四茎　干姜一两　附子一枚，生，去皮，破八片

上三味，以水三升，煮取一升，去滓，分温再服。

白通汤即干姜附子汤加葱白，姜、附用量同，彼顿服，此再服。

葱白通阳，如《肘后备急方》葱豉汤治伤寒初起，头痛肉热、脉洪（浮大），有通阳发汗、解表散寒的作用。《医林改错》通窍活血汤用之，亦取其通阳。

◎少阴病，下利，脉微者，与白通汤。利不止，厥逆无脉，干呕烦者，白通加猪胆汁汤主之。服汤脉暴出者死，微续者生。[329]（315）

葱白四茎　干姜一两　附子一枚，生，去皮，破八片　人尿五合　猪胆汁一合

上五味，以水三升，煮取一升，去滓，内胆汁、人尿，和令相得，分温再服。若无胆，亦可用。

"服汤脉暴出者死，微续者生"在康平本为夹注。

有学者认为白通汤加猪胆汁、人尿是引阳入阴，反佐之法，老师则认为是阴阳两顾。

人尿一般用童便。童便咸寒，滋阴降火、止血散瘀。用治虚劳咳血、骨蒸发热、吐血、衄血、产后血晕、跌打损伤、血瘀作痛。现代研究表明，从健康人尿中提取的尿激酶有溶栓作用。

真武汤

◎少阴病，二三日不已，至四五日，腹痛，小便不利，四肢沉重疼痛，自下利者，此为有水气。其人或咳，或小便利，或下利，或呕者，真武汤主之。[330]（316）

◎太阳病，发汗，汗出不解，其人仍发热，心下悸，头眩，身瞤动，振振欲擗地者，真武汤主之。[86]（82）

茯苓三两　芍药三两　白术二两　生姜三两，切　附子一枚，炮，去皮，破八片

上五味，以水八升，煮取三升，去滓，温服七合，日三服。若咳

者，加五味子半升、细辛一两、干姜一两；若小便利者，去茯苓；若下利者，去芍药，加干姜二两；若呕者，去附子，加生姜，足前为半斤。

太阳病过汗伤阳，或少阴病阳虚，寒水失去制约而泛滥，可见心下悸、头眩、身瞤动、振振欲擗地、小便不利、四肢沉重等症。水无定处，证亦变动不居，故有随证加减之例。

真武汤温肾利水。方中以附子温肾助阳、益火消阴翳；白术健脾燥湿，茯苓健脾渗湿以利水；生姜辛温而散，既助附子以温阳祛寒，又伍茯苓以散水气；白芍利小便、破阴结、缓急止腹痛。

真武汤证与苓桂术甘汤证均系阳虚水停。但苓桂术甘汤证属脾阳虚，水停中焦或心下有痰饮，以心下逆满、气上冲胸，或胸胁支满、起则头眩、脉沉紧等水饮上逆为特点，病位多在中、上焦，用桂枝之温通下气镇逆；真武汤证则属脾肾阳虚，以小便不利、四肢沉重（常见浮肿）、心下悸、头眩、身瞤动等水邪泛滥为特点，病及三焦而以中、下焦为主，可有多种或然证，用附子辛热助火，芍药破阴结，合茯、术、生姜行散水气。

梁华龙[6]认为附子汤与真武汤"虽然用药仅差一味，但一在经脉，一在脏腑；虽都与湿邪有关，但一为湿气，一为水饮。麻黄细辛附子汤证、附子汤证和真武汤证三者的病位，由表入里，渐次深入，由经表到经脉再到脏腑，感邪分寒邪、寒湿、水饮……"

或然证及方后加减法

《伤寒论》有数条言及或然证，并于方后注中设随证加减法，从中可以体现一些用药规律，具体见表14。

表14 《伤寒论》中小柴胡汤、真武汤、通脉四逆汤、四逆散、理中丸及小青龙汤加减法

或然证	小柴胡汤	真武汤	通脉四逆汤	四逆散	理中丸	小青龙汤
不呕	去半夏	—	—	—	—	—
呕	—	去附子，加生姜	加生姜	—	去术，加生姜	—
胸中烦	去人参，加栝楼实	—	—	—	—	—

182

伤寒心悟

或然证	小柴胡汤	真武汤	通脉四逆汤	四逆散	理中丸	小青龙汤
渴	去半夏，加人参，栝楼根	—	—	—	加术	去半夏，加栝楼根
不渴，外微热	去人参，加桂枝	—	—	—	—	—
腹中痛	去黄芩，加芍药	—	去葱，加芍药	加附子	加人参	—
腹满	—	—	—	—	去术，加附子	—
胁下痞硬	去大枣，加牡蛎	—	—	—	—	—
脐上筑	—	—	—	—	去术，加桂	—
心下悸	—	—	—	加桂枝	加茯苓	—
小便不利	去黄芩，加茯苓	—	—	加茯苓	—	少腹满者，去麻黄，加茯苓
小便利	—	去茯苓	—	—	—	—
咳	去人参、大枣、生姜，加五味子、干姜	加五味子、细辛、干姜	—	加五味子、干姜	—	—
下利	—	去芍药，加干姜	—	加五味子、干姜	还用术	微利，去麻黄，加荛花
泄利下重	—	—	—	加薤白	—	—
利止脉不出	—	—	去桔梗，加人参	—	—	—
面赤	—	—	加葱	—	—	—
咽痛	—	—	去芍药，加桔梗	—	—	—
寒	—	—	—	—	加干姜	—

或然证	小柴胡汤	真武汤	通脉四逆汤	四逆散	理中丸	小青龙汤
喘	—	—	—	—	—	去麻黄，加杏仁
噎	—	—	—	—	—	去麻黄，加附子

通脉四逆汤

◎ 少阴病，下利清谷，里寒外热，手足厥逆，脉微欲绝，身反不恶寒，其人面色赤，或腹痛，或干呕，或咽痛，或利止脉不出者，通脉四逆汤主之。[331]（317）

甘草二两，炙　附子大者一枚，生用，去皮，破八片　干姜三两，强人可四两

上三味，以水三升，煮取一升二合，去滓，分温再服，其脉即出者愈。面色赤者，加葱九茎；腹中痛者，去葱，加芍药二两；呕者，加生姜二两；咽痛者，去芍药，加桔梗一两；利止脉不出者，去桔梗，加人参二两。病皆与方相应者，乃服之。

本条论述的是少阴病里寒外热的格阳证。李汉卿认为方中当有人参。山西李汉卿是著名伤寒学家，曾著《伤寒论113方临床使用经验》，创宫外孕非手术疗法——分为未破损、已破损（又分休克型、不稳定型）、包块型，活血祛瘀治其本，辨证论治疗治兼证。

方后注"利止脉不出者，去桔梗，加人参二两"，结合霍乱篇"恶寒，脉微，而复利，利止，亡血也，四逆加人参汤主之"，可知利止、脉不出或脉微是亡血、亡津之象，故加人参甚为恰当。

四逆散

◎ 少阴病，四逆，其人或咳，或悸，或小便不利，或腹中痛，或泄利下重者，四逆散主之。[332]（318）

甘草炙　枳实破，水渍，炙干　柴胡　芍药

上四味，各十分，捣筛，白饮和服方寸匕，日三服。咳者，加五味子、干姜各五分，并主下利；悸者，加桂枝五分；小便不利者，加

茯苓五分；腹中痛者，加附子一枚，炮令坼；泄利下重者，先以水五升煮薤白三升，煮取三升，去滓，以散三方寸匕，内汤中，煮取一升半，分温再服。

四逆散原用于阳郁不伸致厥，因具有疏肝解郁之功，应用颇广。

【衍生方】

1.《景岳全书》柴胡疏肝散　陈皮、柴胡各二钱，川芎、枳壳、芍药、香附各一钱半，炙甘草五分。治肝气郁结，胁肋疼痛，寒热往来。

2.《太平惠民和剂局方》逍遥散　本方去枳实，加当归、茯苓、白术，为粗末，加生姜、薄荷同煎。治血虚劳倦，五心烦热，肢体疼痛，头目昏重，心忡颊赤，口燥咽干，发热盗汗，减食嗜卧，及血热相搏，月水不调，脐腹胀痛，寒热如疟。

【临床应用】

1.肝胆脾胃疾患　本方行气导滞，临床上用于治疗肝气郁滞，脾胃失和而导致的脘、腹、胁痞满疼痛，嗳气，呕苦，反酸等。涉及疾病有急慢性胃炎、溃疡、胃痉挛、胃轻瘫、肠炎、胃肠功能紊乱、肠梗阻、胆囊炎、肝炎、胰腺炎、阑尾炎、结肠炎、肠易激综合征、痢疾等。

笔者对肝郁脾虚之下利，常以本方合理中汤同用，有热加黄连，久利加乌梅，后重者加薤白。

2.神经系统疾患　如神经症、癔症、肋间神经痛、头痛等。现抑郁症颇为多见，中医辨证多属郁证，常用本方加减治疗。

3.妇科疾患　本方可用于治疗月经不调、痛经、乳癖、恶露不尽等。如附件炎、盆腔炎、更年期综合征、经前期综合征、不孕症等。

4.男性病　如阳痿、睾丸疾患、男性乳房发育症等。

5.其他　如心悸、肝咳、瘿瘤、悬饮、低血压、输尿管结石等。

【枳实、芍药配伍】

除本方外，还有以下几种。

1.枳实芍药散　治"产后腹痛，烦满不得卧"。

2.大柴胡汤　治"热结在里，复往来寒热者""呕不止，心下急，郁郁微烦者""按之心下满痛者，此为实也，当下之"。

四逆散有"半个大柴胡"之谓，柴、枳、芍药味虽同，用量却相差不少。就功用而言，疏气解郁开结略同，四逆散可归于和法，而大柴胡汤又有黄芩、大黄泄热，半夏、生姜降逆，属下法。四逆散若加黄芩、大黄，可去热结；加桂枝、附子，可行寒滞，变化良多。

3. 麻子仁丸　治"大便则硬，其脾为约"。

腹痛或／和大便硬是其共性。

【应用要点】

1. 抓主证

四逆散证常见：手足不温、胸胁满痛、忧郁叹息、腹痛、泄利后重、脉弦。

414 例用四逆散治疗的病案统计结果表明，出现最多的症状依次为腹痛、食欲不振、恶心呕吐、往来寒热、胸胁痛、便秘、腹胀、小便不利、口苦咽干、失眠多梦、胸胁苦满、咳嗽气短、头晕、头痛、嗳气、自汗、乳房痛、口渴、面色青黯、心悸、神昏抽搐、黄疸等。舌质多红，亦有淡、胖、齿痕、瘀点等变化；舌苔或白或黄。脉象以弦、数、细、沉为多见。[7]

2. 抓病机

四逆散证的病机为肝气郁结，阳郁于里，肝脾不和。

猪苓汤

◎少阴病，下利六七日，咳而呕渴，心烦不得眠者，猪苓汤主之。［333］（319）

◎若脉浮发热，渴欲饮水，小便不利者，猪苓汤主之。［236］（223）

◎阳明病，汗出多而渴者，不可与猪苓汤，以汗多胃中燥，猪苓汤复利其小便故也。［237］（224）

猪苓去皮　茯苓　阿胶　泽泻　滑石各一两

上五味，以水四升，先煮四物，取二升，去滓，内阿胶烊尽，温服七合，日三服。

《长沙方歌括》归纳猪苓汤证为："泽胶猪茯滑相连，咳呕心烦渴不眠，煮好去渣胶后入，育阴利水法兼全。"记住前两句，主证方药了然；第三句是煎法；第四句"育阴利水法"，对应阴虚水热互结之病机。

辨识猪苓汤证，关键在于察舌，否则，易与五苓散证相混淆。如［236］（223）条之"若脉浮，发热，渴欲饮水，小便不利者"。猪苓汤证典型舌象

伤寒习悟

为舌红无苔而水滑，示阴虚水热互结。而五苓散证之舌象为苔或滑腻，舌多淡胖。

猪苓汤又见于阳明篇，柯琴所谓阳明起手三法之一，是热在下焦治法。[237]（224）条是讲猪苓汤禁忌证。

猪苓汤证与黄连阿胶汤证俱为阴虚，俱用阿胶，彼属阴虚火旺，心肾不交，此为阴虚停饮，与热胶结。

猪苓汤证与真武汤证俱有水饮，俱用茯苓，彼阳虚水泛，用附子配生姜、白术，此阴虚水结，以阿胶伍泽泻、滑石。

猪苓汤现常用于治疗泌尿系感染，如急性膀胱炎、急性尿道炎等，中医辨证为热淋。汤本求真于方中加薏苡仁，"治猪苓汤证而排脓不止者"（《皇汉医学》），即用于膀胱尿道疾患、淋病。

笔者对尿涩灼痛、尿血者，酌加瞿麦、萹蓄、石韦、车前子、白茅根等。

程孝慈[⑧]用猪苓汤治疗流行性出血热休克期患者 13 例，并以西药治疗的同期患者 12 例为对照。猪苓汤组中，11 例在休克期前阶段给药，有 9 例中止进入休克期后阶段，2 例进入休克期后阶段；另 2 例先以西药治疗，在进入休克期后期阶段后改用猪苓汤治疗。结果猪苓汤组 13 例无一例死亡，西药对照组 12 例中，有 3 例死亡。

医案 67——垂体瘤术后剧咳不止案

患者，女，年约五旬。

［病史］脑垂体瘤微创术（经鼻腔蝶窦）后，患者出现剧咳，脑脊液鼻漏不已。该术式创伤小，一般卧床休息几日创口自行愈合。此例因剧咳，压力增大，致脑脊液由鼻滴漏不止，增加了感染风险。控制咳嗽是当务之急，但用可待因等基本无效，邀笔者会诊。

初诊：患者主证为剧烈干咳、衄、心烦不得眠、脉细数、舌红无苔而滑润。

［辨证］本例病机与（319）条猪苓汤证契合，"咳、呕、心烦、渴、不眠"诸症中有其三，另见鼻衄。但辨证关键不在于此，而是舌红无苔滑润，故辨为阴虚水热互结证。

［方药］猪苓汤。

结果 1 剂知，2 剂咳止而愈。

医案 68——下肢浮肿案

一妪，2013 年 3 月 4 日就诊。

初诊：患者诉下肢浮肿。询之尿欠畅利，苔少。尿液、肾功检查无异常。

［辨证］阴虚停饮。

［方药］猪苓汤。

猪苓15克、茯苓15克、泽泻15克、滑石15克、阿胶10克（烊）、泽兰15克，3剂。

药后尿增肿消，唯足部稍肿，续服3剂而愈。

医案69——发热案

徐女，住肿瘤科。因发热不退于2015年7月17日邀笔者会诊。

初诊：患者反复发热月余，午后至夜间体温较高，可达39℃至40℃，不恶寒、无汗、口渴、尿频、胃纳好、大便平素偏干。脉弦细，舌红苔少有裂。

［辨证］阴虚，水热互结。

［治法］养阴清热利水。

［方药］猪苓汤合白虎汤。

猪苓15克、茯苓15克、泽泻15克、滑石20克、石膏90克、知母15克、银柴胡15克、生地30克，4剂，日三服。

二诊（7月21日）：服1剂即退热，口渴减，仍尿频。脉细，苔少。

［方药］上方酌减用量，另加天花粉，6剂，日二服。

医案70——不寐尿频案

姚妪，72岁，2007年7月4日就诊。

初诊：患者诉寐差，尿频，口干，舌红少苔。

［方药］猪苓汤合交泰丸。

猪苓12克、茯苓15克、阿胶12克、泽泻10克、滑石20克、黄连10克、肉桂2克。

数帖即愈。

少阴病三急下、三急（当）温

◎少阴病，得之二三日，口燥咽干者，急下之，宜大承气汤。［334］（320）

◎少阴病，自利清水，色纯青，心下必痛，口干燥者，急下之，宜大承气汤。［335］（321）

伤寒
日悟

◎少阴病，六七日，腹胀不大便者，急下之，宜大承气汤。［336］（322）

陆渊雷《伤寒论今释》载："少阴病用大承气汤急下者三条，其病皆是阳明，盖亦热论家之旧文，故称少阴耳。"

梁华龙[①]认为，与阳明三急下不同，此为邪从少阴本热而热化的实热证，病机重在热极伤津，不在燥屎有无，是后世温病学家"温病下不厌早"的理论渊源。

◎少阴病，脉沉者，急温之，宜四逆汤。［337］（323）

◎少阴病……若膈上有寒饮，干呕者，不可吐也，当温之，宜四逆汤。［338］（324）

◎少阴病，下利，脉微涩，呕而汗出，必数更衣，反少者，当温其上，灸之。［339］（325）

此三条温法列于少阴三急下之后，以与燥热亡阴互相对比。少阴病虽有寒化、热化之不同，毕竟以阳虚寒化为主。

［338］（324）条中，宋本为"当温之"，而成本为"急温之"，示人病重，当紧急处置。

呕、吐、哕、噫，看起来是胃气上逆，但病因不局限于胃，如《素问·宣明五气篇》"五气所病"，除"胃为气逆，为哕"外，又称"心为噫"。

《灵枢·经别》载："足阳明之正，上至髀，入于腹里，属胃，散之脾，上通于心。"《素问·脉解》云："所谓上走心为噫者，阴盛而上走于阳明，阳明络属心，故曰上走心为噫也。"《灵枢·口问》谓："人之噫者，何气使然？岐伯曰：寒气客于胃，厥逆从下上散，复出于胃，故为噫。"可见心胃之经脉相连，息息相关。

心病常出现干呕、噫气等症状，张志聪《黄帝内经素问集注》认为"因胃气上逆于心，故为噫"，本条则认为是因"膈上有寒饮"。心阳虚衰，易致在下之寒饮水气上凌，或"心下逆满，气上冲胸"，或"脐下悸，欲作奔豚"，可用苓桂剂。此寒饮在膈上，必是心衰至极，故亟当温之，苓桂剂恐不及，而宜四逆。

曾有一老者咨询笔者，近二三日时时嗳气，并觉胸膈间如冒水泡，早年曾有此症，按胃病治愈，余无不适。笔者思之，病痰饮者，"水走肠间，沥沥有声"，或水滞胃脘，按之漉漉（振水声），尚未闻膈上如冒水泡之事例。适往其家，测血压正常，听诊心音不钝，肺无啰音，胸腹叩诊、触诊亦无异常。试其脉弦滑稍数，略有向关上冲逆之感，舌淡有痕苔滑。笔者判断为心脾不足，水气上逆，予苓桂剂。因其有冠心病史，嘱其去附近医院检查心电图等。然患者重视不够，中药尚未取，亦未去医院检查，不一日猝然死亡。后思及此条"若膈上有寒饮……当温之"之诫，方悟哕、噫、呃、逆也可能是心之脏气衰败之征兆。当时脉象其实已有所反映，未能见微知著，是技术不精，经验不及也。自责良久。

为医者当潜心研习，多闻博识，省疾问病，如履薄冰。否则，欲视死别生，实为难矣！

参考文献

①梁华龙，王振亮. 仲景研究大成·治法方药卷［M］. 北京：人民军医出版社，2016.

②唐祖宣，许保华，黄永奇，等. 麻黄细辛附子汤的临床辨证运用［J］. 河南中医，1984（3）：24-26.

③张振东. 麻黄附子细辛汤治疗脱疽21例［J］. 浙江中医杂志，1988（6）：254.

④魏道善. 麻黄附子细辛汤治疗阴疽［J］. 云南中医杂志，1986（4）：41-43.

⑤洪智林. 麻黄附子细辛汤治疗肾绞痛12例［J］. 浙江中医杂志，1988（6）：247.

⑥梁华龙. 伤寒论评话［M］. 北京：中国中医药出版社，2016.

⑦关庆增.《伤寒论》方证证治准绳［M］. 大连：大连出版社，1998.

⑧程孝慈. 猪苓汤治疗流行性出血热休克期报告——附25例临床分析［J］. 中医杂志，1982（6）：34-37.

⑨梁华龙. 伤寒论钩沉与正误［M］. 北京：中国中医药出版社，2016.

第八章　辨厥阴病脉证并治

第一节　厥阴病特点及证治概要

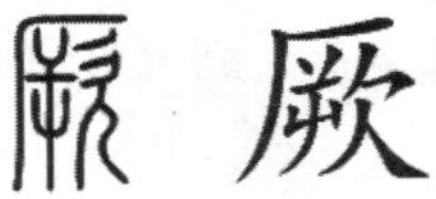

厥　厥

小篆　　楷体

图8　"厥"之小篆与楷体

"厥"小篆与楷体如图8所示。《说文解字》载："厥，发石也。""厂"指"石崖"；"欮"意为"上半身憋气（发力）"。"厂"与"欮"结合起来表示"采石于崖"。

本义：憋气发力，采石于崖。

引申义：①竭尽全力。②憋气发力。③突然喘不过气来而昏倒。

厥阴乃阴之尽，阴尽阳复。又，厥者，逆也，气逆、厥逆也。如刘熙《释名·释疾病》载："厥，逆气从下厥起，上行入心胁也。"厥阴病的病机特点是气机逆乱，升降反作，阴阳敷布失常，气不相顺接，从而导致手足厥冷、呕吐哕利、寒热错杂等。

◎厥阴之为病，消渴，气上撞心，心中疼热，饥而不欲食，食则吐蛔，下之利不止。[340]（326）

本条为厥阴病提纲证，体现了厥阴病寒热错杂之特点。

数千年来，蛔虫病、胆道蛔虫病、蛲虫病等寄生虫病都属于常见病、多发病，笔者早年也曾见过吐蛔患者。近些年来，随着人们卫生习惯改良，城镇蛔虫病已较少见。

吐蛔亦《灵枢·四时气》"邪在胆，逆在胃"之属，联系乌梅丸条，可知当从厥阴论治。

◎厥阴中风，脉微浮为欲愈，不浮为未愈。[341]（327）

钱璜《伤寒溯源集》载："邪入阴经，脉多沉迟细紧，故其邪不易出表。若得微浮，为邪气向外，仍归太阳而欲解矣。"

六经皆有表证，如太阴表证，"太阴中风，四肢烦疼，阳微阴涩而长者，为欲愈"；"脉浮者，可发汗，宜桂枝汤"。少阴表证，"少阴之为病，脉微细"，"始得之，反发热脉沉者，麻黄细辛附子汤主之"。厥阴表证，"手足厥寒，脉细欲绝者，当归四逆汤主之"；表里同病，"下利，腹胀满，身体疼痛者，先温其里，乃攻其表……攻表宜桂枝汤"。

　　[341]（327）、[342]（328）、[343]（329）三条：讲欲愈证。

　　以下[344]（330）~[371]（357）条共二十八条：围绕"厥"展开。涉及治疗禁忌、厥热胜复、生死转归、病机及寒、热、痰、水等多种厥证。

　　◎诸四逆厥者，不可下之，虚家亦然。[344]（330）

　　本条应与[349]（335）条的"厥应下之"互参。

　　厥之病机，以虚寒最为常见，故诫之曰"不可下之"，言其常也。以下又有当下、当清、当吐、当利水等不同原因致厥证治，言其变也。

　　◎伤寒，始发热六日，厥反九日而利。凡厥利者，当不能食，今反能食者，恐为除中。食以索饼，不发热者，知胃气尚在，必愈，恐暴热来出而复去也。后日脉之，其热续在者，期之旦日夜半愈。所以然者，本发热六日，厥反九日，复发热三日，并前六日，亦为九日，与厥相应，故期之旦日夜半愈。后三日脉之而脉数，其热不罢者，此为热气有余，必发痈脓也。[346]（332）

　　此条讲厥热胜复和胃气有无，层次如图9所示。

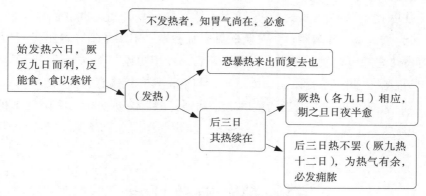

图9　厥热胜复和胃气有无

　　◎伤寒脉迟六七日，而反与黄芩汤彻其热，脉迟为寒，今与黄芩汤复除其热，腹中应冷，当不能食，今反能食，此名除中，必死。[347]（333）

黄芩汤主治太阳与少阳合病下利。柯琴《伤寒论注》云："言彻其热，则发热可知……黄芩汤本为协热下利而设，不为脉迟表热而设，今不知脉迟为里寒，但知清表之余热，热去寒起，则不能食者为中寒，反能食者为除中矣。"此条里有真寒，外有假热，与"病人身大热，反欲得衣者，热在皮肤，寒在骨髓也"情况相似。

汪琥《中寒论辨证广注》承上条厥热胜复作另一种解释，"六七日反与黄芩汤者，必其病初起便发热而利，至六七日阳气回复，乃乍发热而利未止之时，粗工不知，但见其发热下利，误以为太少合病，因与黄芩汤彻其热，彻即除也。"

［350］（336）、［355］（341）、［356］（342）三条按厥热日数多少推论病之转归。

◎伤寒，一二日至四五日厥者，必发热。前热者，后必厥；厥深者，热亦深；厥微者，热亦微。厥应下之，而反发汗者，必口伤烂赤。［349］（335）

此条与［344］（330）条阳虚寒厥"不可下之"当互看。"厥深者，热亦深"属热厥，郁热不伸，常见于热病极期，是病势演变的关口，应积极救治，当清则清，当下则下。感染性休克早期可见此证。

◎凡厥者，阴阳气不相顺接，便为厥。厥者，手足逆冷者是也。［351］（337）

此条言及"厥"之病机和症状，从阴阳高度概括病机。

《伤寒论·辨脉法》载："凡脉大、浮、数、动、滑，此名阳也；脉沉、涩、弱、弦、微，此名阴也。凡阴病见阳脉者生，阳病见阴脉者死。"（7）条"病有发热恶寒者，发于阳也；无热恶寒者，发于阴也"。（58）条"阴阳自和者，必自愈"。此三条皆以阴阳为纲进行归纳，具有纲领意义。

辨证须抓病机，本条当为范例：①病证：厥。②辨病机：阴阳气不相顺接。③症状：手足逆冷。④治疗：须进一步辨明病因（具体见后续条文）。

第二节　方药证治

乌梅丸

◎伤寒脉微而厥，至七八日肤冷，其人躁，无暂安时者，此为脏厥，非蛔厥也。蛔厥者，其人当吐蛔。令病者静，而复时烦者，此为脏寒。蛔上入其膈，故烦，须臾复止，得食而呕，又烦者，蛔闻食臭出，其人常自吐蛔。蛔厥者，乌梅丸主之。又主久利。［352］（338）

陈修园《伤寒论浅注》载："此借少阴之脏厥，托出厥阴之蛔厥，是明托法。节末补出'又主久利'四字，言外见本经厥利相因，取乌梅丸为主，分之为蛔厥一证之专方，合之为厥阴各证之总方，以'主久利'，而托出厥阴之全体，是暗托法。"

"蛔上入其膈，故烦，须臾复止，得食而呕，又烦者，蛔闻食臭出，其人常自吐蛔。"这组症状比较符合胆道蛔虫病的临床表现。胆道蛔虫病是指原来寄生在空回肠的蛔虫经十二指肠钻入胆道，引起胆道口 Oddis 括约肌痉挛而发生剑突下或偏右侧腹部阵发性绞痛。虽属急腹症范畴，但与急性胆囊炎、急性胰腺炎等不同，其疼痛呈阵发性，且发作间期一般腹软，无压痛，疼痛剧烈时可伴手足凉。

◎ 乌梅丸方

乌梅三百枚　细辛六两　干姜十两　黄连十六两　当归四两　附子六两，炮，去皮　蜀椒四两，出汗　桂枝去皮，六两　人参六两　黄柏六两

上十味，异捣筛，合治之，以苦酒渍乌梅一宿，去核，蒸之五斗米下，饭熟捣成泥，和药令相得。内臼中，与蜜，杵二千下，丸如梧桐子大。先食饮服十丸，日三服，稍加至二十丸，禁生冷、滑物、臭食等。

章楠《伤寒论本旨》载："乌梅丸为厥阴正治之主方也。木邪肆横，中土必困，故以辛热甘温助脾胃之阳，而重用酸以平肝，佐苦寒泻火，因肝木中有相火故也。"

【临床应用】

（一）古近代应用

（1）《圣济总录》载："治产后冷热利，久下不止。"

（2）丹波元简《金匮玉函要略辑义》载："案，此方，主胃虚而寒热错杂，以致蛔厥者，故药亦用寒热错杂之品治之。而有胃虚以偏于寒而动蛔者，陶华因立安蛔理中汤主之（即理中汤加乌梅、花椒，出《全生集》）；而有胃不虚以偏于热而动蛔者，汪琥因制清中安蛔汤主之（黄连、黄柏、枳实、乌梅、川椒，出《伤寒辨注》）。此各取本方之半，而治其所偏也，对证施之，皆有奇效。"

（3）吴鞠通《温病条辨》椒梅汤：黄连二钱、黄芩二钱、干姜二钱、生白芍三钱、川椒炒黑三钱、乌梅去核三钱、人参二钱、枳实一钱五分、半夏二钱（酸苦复辛甘法，即仲景乌梅圆法也）。书中载："暑邪深入厥阴，舌灰，消渴，心下板实，呕恶吐蛔，寒热，下利血水，甚至声音不出，上下格拒者，椒梅汤主之。"

（4）左季云《伤寒论类方汇参》载：颠顶痛，"厥阴之邪侵于上也，乌梅丸专主厥阴，故治之而愈"；睾丸肿痛，"予每于此处病，多以乌梅丸治之而愈"；腹痛饮冷，"腹痛，爪甲青，明是厥阴阴寒之气，阻其真阳运行之机，邪正相攻，故见腹痛，既云寒邪，何得饮冷，必是阴极阳生，见此寒热错杂，乌梅丸寒热并用，故治之而愈"。

（二）现代应用

1. 消化系统疾病　如胆道蛔虫病、蛔虫性肠梗阻、溃疡性结肠炎、肠道易激综合征、痢疾、胃肠功能紊乱、胆石症、胆囊炎、直肠息肉、滴虫性肠炎等。李知白[①]用本方加滑石治疗急性菌痢 60 例，53 例治愈，3 例好转，4 例无效。

2. 生殖系统疾患　如慢性盆腔炎（保留灌肠）、寒热夹杂带下、附件炎、不孕症、不育症等。

3. 其他　如癫、狂、痫、神经症、神经性头痛等与厥阴肝经有关的神经系统疾患。龚志贤[②]认为慢性角膜炎、角膜溃疡为风轮病，与厥阴肝经有关，证属寒热错杂者，可用本方治之。也有用于感染性休克者。

（三）个人经验

笔者主要用乌梅丸治疗久利，如慢性溃疡性结肠炎、慢性肠炎等属寒热错杂者。根据是否伴有腹痛、下利赤白多少及有无滞下后重，随证加枳实、芍药（或合四逆散）、白及粉、炮姜、焦白术、薤白等，大多效果不错。

笔者大学毕业后曾在基层工作，当时无中药房，只能就便应对。笔者经验：治疗蛔虫病腹痛，可针刺大横穴。大横是足太阴脾经穴位，又是与阴维脉的交会穴，有温中散寒、调理肠胃的作用，主治腹痛、腹胀、泄泻、便秘等。笔者有一次治腹痛时取双大横穴刺之，结果发现次日大便中排出蛔虫数条。此后又治疗数例，发现大横穴确有一定的驱蛔效果。文献中也有针刺大横治疗肠蛔虫病的记载。笔者亦曾遇到 2 例胆道蛔虫病患者，除用针刺、阿托品止痛外，还用维生素 K_3 注射液肌内注射或穴位注射。维生素 K_3 是止血剂，也有缓解平滑肌痉挛的作用。

【应用要点】

1. 抓主证

除原文所示外，关庆增等[③]统计285例乌梅丸验案发现，出现较多的症状依次为腹痛、恶心呕吐、四肢厥冷或不温、腹泻便溏、吐蛔便蛔、食欲不振、烦躁、面色苍白、神疲乏力、汗出等。舌淡或红，脉沉、细、弦为多见。

2. 抓病机

本方应用范围广，涉及内、外、妇、儿、眼、皮肤科等多种疾患。其基本特征是寒热错杂、虚实并见、久病不愈，涉及肝、胃等脏腑经脉。

［353］（339）~［356］（342）条：讲厥热胜复和病之进退。

［357］（343）~［360］（346）条：讲阴盛亡阳之死证。

寒厥与热厥

◎ 伤寒脉促，手足厥逆，可灸之。［363］（349）

◎ 伤寒，脉滑而厥者，里有热，白虎汤主之。［364］（350）

寒厥可灸，热厥可清。热厥与寒厥临床不难区分。寒厥手足逆冷，身亦欠温；热厥手足虽凉，但胸、腋、腹、股、颈部常热。寒厥舌淡苔润；热厥舌红苔燥。临床还可参考疾病演化过程判断。

当归四逆汤、当归四逆加吴茱萸生姜汤

◎ 手足厥寒，脉细欲绝者，当归四逆汤主之。［365］（351）

此条系厥阴表证。诸家多作血虚寒厥解，其实营血或虚，但不一定必虚。厥阴经多血少气，肝主藏血，喜条达，若疏泄不畅，气不运血，有所瘀滞，复感于寒，即可见"手足厥寒，脉细欲绝"。故此条乃厥阴血虚或滞，寒郁于表之证。

王丙《伤寒论注》载："脉细非必全是血虚，总因邪并于荣，闭而不通，遂致细而欲绝耳。"

郑重光《伤寒论条辨续注》载："手足厥寒，脉细欲绝，是厥阴伤寒之外证；当归四逆是厥阴伤寒之表药。夫阴寒如此，而不用姜附者，以相火寄于肝脏，外虽寒而里不寒，脉虽细而欲绝，必重按有力，故先厥者后必热，

乃阴阳不相顺接也。"

◎ 当归四逆汤方

当归三两　桂枝三两，去皮　芍药三两　细辛三两　甘草二两，炙　通草二两　大枣二十五枚，擘。一法，十二枚

上七味，以水八升，煮取三升，去滓，温服一升，日三服。

吴贞《伤寒指掌》载："凡伤寒手足厥冷，脉细欲绝者，此寒伤厥阴之经，但当温散其表，不可遽温其里，当归四逆汤主之。"

黄元御《伤寒悬解》载："肝司营血，流经络而注肢节，厥阴之温气亏败，营血寒涩，不能暖肢节而充经络，故手足厥寒，脉细欲绝。当归四逆汤，甘草、大枣补脾经以荣肝，当归、芍药养营血而复脉，桂、辛、通草温行经络之寒涩也。"

《神农本草经》谓当归主"咳逆上气，温疟，寒热洗洗在皮肤中，妇人漏下，绝子，诸恶疮疡、金疮"，芍药主"邪气腹痛，除血痹，破坚积寒热疝瘕，止痛，利小便，益气"。此2味药不唯养营血，亦能除血分之郁痹。厥阴篇中用当归者四方（乌梅丸、当归四逆二方、麻黄升麻汤），"四方皆以治厥，则当归能开血分所郁之阳气可知矣。矧厥阴热证之极致，曰口伤烂赤，曰下利脓血，曰必发痈脓，无不关乎血分。他如赤小豆当归散之目赤如鸠眼，阳毒、阴毒之喉痛，亦与此类耳"（《本经疏证》）。

或问，《金匮要略·妇人产后病脉证治》篇附方《千金》内补当归建中汤"治妇人产后虚羸不足……令人强壮"，敢谓当归不补虚乎？是建中汤之补虚，功在饴糖、草、枣。当归之用，重在共芍药以开郁结，引诸药而入血分。其证除"虚羸不足"外，尚有"腹中刺痛不止……或苦少腹中急"等，故方后注云："若大虚，加饴糖六两，汤成内之，于火上暖令饴消。若去血过多，崩伤内衄不止，加地黄六两、阿胶二两，合八味，汤成内阿胶。若无当归，以芎䓖代之……"

方中重用大枣二十五枚，次于炙甘草汤之三十枚，一云"脉细欲绝"，一云"脉结代"。《神农本草经》谓大枣"安中养脾，助十二经，平胃气，通九窍，补少气少津，身中不足"。

一般认为通草指木通科之木通，《神农本草经》谓"通利九窍、血脉、机关"。

◎ 若其人内有久寒者，宜当归四逆加吴茱萸生姜汤。［366］（352）

与上条相比，"内有久寒"谓有里证，属厥阴脏寒，或表里俱病。药仅多两味，兼治其里，见内外经脏有别。

张璐《伤寒缵论》载："久寒者，陈久之寒，非时下直中之寒也明矣。"

◎ 当归四逆加吴茱萸生姜汤方

当归三两　芍药三两　甘草二两，炙　通草二两　桂枝三两，去皮　细辛三两　生姜半斤，切　吴茱萸二升　大枣二十五枚，擘

上九味，以水六升，清酒六升，和煮取五升，去滓，温分五服。（一方水酒各四升。）

方有执《伤寒论条辨》载："久寒，谓宿昔素常脏腑有沉寒也。吴茱萸温脏以散寒也，生姜者佐枣以和阴阳也。"

柯琴、程应旄、沈又彭等认为此方可治［354］（340）条"冷结在膀胱关元"。

【方解】

当归四逆汤、当归四逆加吴茱萸生姜汤均可视为由桂枝汤变化而来。当归四逆汤即桂枝汤去生姜，加当归、细辛、通草，当归四逆加吴茱萸生姜汤更加入吴茱萸、生姜。两方俱有养血和营、温阳散寒、通利血脉之效。

当归四逆加吴茱萸生姜汤证与当归四逆汤证皆属血滞寒凝所致，均有手足厥冷、脉细欲绝之外证。"其人内有久寒"是指平素肝胃有寒，故当归四逆加吴茱萸生姜汤证当有呕吐、下利、脘腹冷痛等里寒证。

【当归四逆汤临床应用】

（一）古代应用

（1）《备急千金要方》独活汤：即本方去细辛、通草，加独活、生姜，桂枝改桂心。治妇人"产后腹痛，引腰背拘急"。

（2）《医宗必读》载："文学骆元宾，十年患疝，形容枯槁，余视之，左胁有形，其大如臂，以热水握之，沥沥有声，甚至上攻于心，闷绝者久之……此谓厥疝也，用当归四逆汤……半载无问，积块尽消。"

（3）王旭高《退思集类方歌注》载："治寒入营络，腰股腿足痛甚良。"

（二）现代应用

临床报道本方应用范围较广，如冻疮、痛经、腰腿痛、脉管炎、偏头痛、手术后肠粘连、多形红斑、过敏性紫癜等。

蒲辅周④认为，"当归四逆汤治疗血虚寒闭引起的痛经、痹证，以及防治冻疮等都有显著疗效"，可用于经期受凉淋雨、少腹冷、四肢欠温之痛经，血虚寒闭，营卫不和的痹证、冻疮，以及血虚寒闭而有瘀阻的冠心病、心绞痛等。

雷诺氏症好发于年轻女性，或伴痛经，笔者一般首选本方治疗。易患冻疮者，秋后即服本方能防止冻疮的发生。此外，笔者曾用本方治2例硬皮病患者，有效。

医案 71——哮喘

患者，女，40岁，2018年10月11日就诊。

初诊：患者患哮喘多年，对烟尘、异味敏感，频欲发作，即用止喘剂吸入以控制，一日数次。手足欠温，脉弱，舌暗红。

[辨证] 据手足欠温、舌质暗，知寒滞血脉，病在厥阴。《灵枢·百病始生》曰："重寒伤肺。"《难经·四十九难》云："形寒饮冷则伤肺。"此血脉寒凝，肺亦受寒而频欲作哮，其理一也。可否谓之"肝乘肺"乎？

[治法] 温经和血，温肺散寒。

[方药] 当归四逆汤合小青龙汤。

当归9克、桂枝9克、赤芍9克、吴茱萸3克、大枣15克、炙甘草6克、炙麻黄6克、干姜6克、细辛3克、半夏9克、五味子6克、乌梅9克，14剂。

二诊（10月25日）：患者手足较前温和，欲喘频次减少，近2周仅昨晚哮喘欲作，未用止喘剂。脉较前有力，舌红稍暗。

[方药] 上方去乌梅，加白果9克，续服14剂。

三诊（11月29日）：患者近1个月哮喘欲作2次，未用药自已；轻发作1次，用吸入剂即止。对烟尘、异味已不敏感。两手指头仍觉凉，脉沉，舌边齿痕，苔白。

[方药] 上方去吴茱萸，加苏子9克，14剂。

医案 72——眼眶痛

患者，女，中年，2020年6月4日就诊。

初诊：患者诉右侧额头、眼眶疼痛多日，遇风冷则作，牙似长长（zhǎng cháng），咬合则疼，自汗恶风，心悸。扪之两手欠温，询之平素易紧张。脉沉数弦，舌暗苔白。

[辨证] 为营卫不和，肝郁，血脉寒凝。

[方药] 当归四逆加吴茱萸生姜汤原方，7剂。

二诊（6月11日）：药后，患者右额、眼眶、牙痛、心悸俱减，仍自汗恶风。

[方药] 予当归建中汤加减善后。

【应用要点】

1. 抓病机

当归四逆汤证的主要病机为寒凝血滞，经脉痹阻。溯其病史多有受寒，而血脉虚滞是发病的关键。

2. 抓主证

郭子光⑤将当归四逆汤证的症状分为主症与副症。主症：手足厥寒、麻木、青紫，脉细欲绝，恶寒，或腹中冷痛，或肩、腰、腿、足及其他部位冷痛，口淡，舌质淡，苔白滑。副症：或头痛、痛经、寒疝，或呕吐，或冻伤。

［367］（353）、［368］（354）条：紧接上两条血凝寒厥，言阳虚之厥利，主以四逆汤。

［369］（355）条：胸中痰实致厥，宜瓜蒂散。

茯苓甘草汤

◎伤寒，厥而心下悸，宜先治水，当服茯苓甘草汤，却治其厥。不尔，水渍入胃，必作利也。［370］（356）

茯苓二两　甘草一两，炙　生姜三两，切　桂枝二两，去皮

上四味，以水四升，煮取二升，去滓，分温三服。

水气致厥，宜治其水。

医案73——心悸气厥，水饮所作

患者，女，50岁。

初诊：患者诉心悸阵作十余年，近来发作频繁，发则心悸不宁、胸闷如窒、气短不续、四肢无力，甚则晕厥不知，片时方苏。西医诊断为阵发性室上性心动过速，常需药物终止其发作。见其体胖腹大、面呈黑晕，是有水气之征。细询病史，知其晨起即泄亦十余年，腹胀满，心悸发作前常觉心下悸动。脉沉弦，舌苔淡白而滑。

［辨证］思及本条所云："伤寒，厥而心下悸，宜先治水，当服茯苓甘草汤，却治其厥。不尔，水渍入胃，必作利也。"此例虽非水饮阻遏，阳气不达四末之厥，却是水气凌心，浊阴上冒清阳之厥，更兼有下利，水气凌犯心脾阳气之病机相同。

［方药］予茯苓甘草汤原方，大其剂。

茯苓 45 克、桂枝 30 克、生姜 45 克、甘草 15 克，6 剂。

患者见药仅 4 味，且不过生姜、甘草之辈，心存疑虑，怅然而去。不意药后腹中觉温，矢气，尿畅，腹胀大减，晨泄竟愈，且 1 周来未发作过心悸。

二诊： 其神色焕然，腹围由 3 尺有余（100 厘米）缩小近 20 厘米。继以上方小其剂，续服 2 周以善后。

2 个月后来告：诸症大安，2 个月来仅发作 1 次室上速，且持续时间较前缩短，屏气后自行终止。

厥阴篇讨论了寒厥、热厥、痰厥、血厥、水厥等多种厥证，其实临床所见不限于此，试举食厥 1 例。

医案 74——食已而厥，子夺母气

患者，女，67 岁。

初诊： 一侧肾切除术后，身体虚弱，平素纳少气短、言语不续，甚则声不出。近期多次发生晕厥，人事不知，多在饭后，且伴手足欠温。

［辨证］患者平素脾虚，大气下陷，故乏力气短、言语低怯不续。饭后脾运乏力，以致胃络壅滞、心脉阻绝而晕厥矣，且手足亦厥。

［治法］温运心脾阳气，兼通胃络，助消导。

［方药］茯苓甘草汤加味（含桂枝甘草汤、苓桂味甘汤）。

茯苓 15 克、炙甘草 6 克、桂枝 9 克、生姜 15 克、半夏 9 克、神曲 9 克、五味子 6 克、麦冬 15 克。

服 14 剂后气短减轻，未再发生晕厥。

方中加入麦冬，非为补阴。《神农本草经》谓麦冬主"心腹结气，伤中伤饱，胃络脉绝，羸瘦短气"。本例虚羸之人，饭后发病，纳食虽少，脾运不及，亦为伤中、伤饱，导致心腹结气，胃络脉绝。

干姜黄芩黄连人参汤

［372］（358）～［390］（375）条，围绕下利展开。

◎伤寒四五日，腹中痛，若转气下趣少腹者，此欲自利也。［372］（358）

此证寻常亦可见，不限于厥阴。

◎伤寒本自寒下，医复吐下之，寒格，更逆吐下，若食入口即吐，干姜黄芩黄连人参汤主之。［373］（359）

干姜 黄芩 黄连 人参各三两

上四味，以水六升，煮取二升，去滓，分温再服。

干姜黄芩黄连人参汤主治上热下寒所致"食入口即吐"，与胃热所致"食已即吐者，大黄甘草汤主之（《金匮要略·呕吐哕下利病脉证治》）"形成对照。

【应用要点】

1. 抓病机

干姜黄芩黄连人参汤证病机为上热下寒，寒热格拒。上热主要表现为胃热呕吐；下寒主要表现为脾虚（肠寒）下利。

2. 抓主证

根据临床报道的病案统计，干姜黄芩黄连人参汤证最常见的主证有呕吐，大便溏泄，胸满，腹胀满，纳呆，心烦，苔黄或腻，脉弦或细、滑、数、虚。[6]

厥利预后

［374］（360）~［384］（369）条：辨厥利预后，尤其体现脉诊之重要性。具体如前表 3 所示。

◎ 少阴负趺阳者，为顺也。［377］（362）

《伤寒论》序中，批评了"不念思求经旨，以演其所知"的粗疏医生。"按寸不及尺，握手不及足，人迎趺阳，三部不参，动数发息，不满五十，短期未知决诊，九候曾无仿佛，明堂阙庭，尽不见察，所谓窥管而已。夫欲视死别生，实为难矣。"笔者遵其教诲，对危重病人除取寸口脉外，必诊其趺阳、少阴（太溪）脉，以了解先天肾气和后天胃气的情况，对于判断预后和指导用药均有裨益。

◎ 下利后，脉绝，手足厥冷，晬时脉还，手足温者生，脉不还者死。［383］（368）

"晬时"，即一周时，姚梅龄[7]认为应指 1 个时辰。若释为"一昼夜"，则与临床所见不符。桂枝汤方后注云"一日一夜服，周时观之"，也不是一昼夜才观察一次，而是服药后随时观察，视汗出病瘥情况而决定"停后服"，抑或"更作服"。

◎ 下利清谷，不可攻表，汗出必胀满。［379］（364）

◎ 下利，腹胀满，身体疼痛者，先温其里，乃攻其表。温里宜四

逆汤，攻表宜桂枝汤。[387]（372）

此两条讲厥利表里缓急，应与[95]（91）条合参。

白头翁汤

◎热利下重者，白头翁汤主之。[386]（371）

白头翁二两　黄柏三两　黄连三两　秦皮三两

上四味，以水七升，煮取二升，去滓，温服一升，不愈，更服一升。

【临床应用】

1.胃肠疾患　本方常用于急慢性痢疾、中毒性痢疾、阿米巴痢疾、慢性非特异性溃疡性结肠炎、胃炎、肠炎、滴虫性肠炎、霉菌性肠炎等胃肠道疾患。对溃疡性结肠炎可用煎剂保留灌肠。

2.肺部疾患　本方常用于治疗大叶性肺炎、肺结核、支气管肺炎。适应证：咳嗽、咯痰色黄或痰中带血、发热夜甚、胸胁刺痛、脘腹胀闷、大便溏垢、舌质红、苔黄腻、脉弦滑数。

3.妇科疾患　如湿热带下等。

4.眼科疾患　如急性结膜炎，可同时熏蒸患眼。

呕哕证治

◎呕家有痈脓者，不可治呕，脓尽自愈。[391]（376）

[391]（376）条至篇末，围绕呕哕展开。

呕以排邪，勿止。痈脓在胸膈，当用吐法。

◎呕而发热者，小柴胡汤主之。[394]（379）

此条为小柴胡汤主证之一，可据证施用之。

◎伤寒，哕而腹满，视其前后，知何部不利，利之即愈。[396]（381）

《伤寒论·平脉法》载："关则不得小便，格则吐逆。"哕而前后不利，亦属关格。哕有虚实之分，关格乃危重之证，临床应判明虚实。实者当下当利，此易也；若见"至虚有盛候"，则殊难用方，当审时度势方便行之。

昔有一风心病重度心力衰竭患者，憋喘不得卧、一身尽肿、二便不通、渴欲啜冰、时哕，呋塞米日用数百毫克，犹近无尿。笔者按《汤液醪醴论》"去宛陈莝"之法，用逐水峻剂利之，其症暂时得以缓解。

参考文献

①李知白. 乌梅丸加味治疗急性菌痢 60 例体会 [J]. 广西中医药，1981（3）：21.

②龚志贤. 乌梅丸治花翳白陷（慢性角膜炎、角膜溃疡）[J]. 新中医，1983（2）：32.

③关庆增.《伤寒论》方证证治准绳 [M]. 大连：大连出版社，1998.

④薛伯寿. 蒲辅周医学经验集 [M]. 大连：北京科学技术出版社，2018.

⑤郭子光，冯显逊. 伤寒论汤证新编 [M]. 上海：上海科学技术出版社，1983.

⑥关庆增.《伤寒论》方证证治准绳 [M]. 大连：大连出版社，1998.

⑦姚梅龄. 临证脉学十六讲 [M]. 北京：人民卫生出版社，2012.

伤寒
日悟

第九章 辨霍乱病脉证并治

方药证治

◎ 问曰：病有霍乱者何？答曰：呕吐而利，此名霍乱。[397]（382）
本条相当于霍乱病提纲证。

[401]（385）~[406]（390）条：有证有方，以示霍乱的"随证治之"。
霍乱毕竟虚寒者多，多用四逆辈。

四逆加人参汤

◎ 恶寒，脉微而复利，利止，亡血也，四逆加人参汤主之。[401]
（385）

　　甘草二两，炙　附子一枚，生，去皮，破八片　干姜一两半　人参一两
　　上四味，以水三升，煮取一升二合，去滓。分温再服。

通脉四逆汤治"脉不出者"加人参，与四逆加人参汤药味相同，而用量
有轻重之异，除甘草用量相等，余药倍量（通脉四逆汤附子大者一枚，干姜
三两，强人可四两，人参二两）。

人参"补五脏，安精神，定魂魄，止惊悸，除邪气，明目，开心益智，
久服轻身延年"。仲景用人参，非仅视作"补气"药，而亦用于伤津、亡
血，如桂枝新加汤证之"身疼痛"、白虎加人参汤证之"大渴"、桂枝人参汤
证之"利下不止"、本方证之"利止"等。成无己《注解伤寒论》载："四逆
汤温经助阳，加人参生津液益血。"张锡驹《伤寒直解》载："用四逆汤以补
阳气，加人参以滋中焦之汁。"郑重光《伤寒论条辨续注》载："四逆加人参
者，助阳生阴。虽云亡血，实乃亡阳。务复其阳者，以阴生于阳也。"

2019 年 12 月，海南省中医院举办了仲景医学与临床研究培训班。在交
流环节中，一位医师讲到在吕志杰教授指导下治愈高热无汗患者 1 例，辨为

阳虚，用四逆加人参汤 2 剂后得战汗而解[①]。吕教授让笔者点评此案，即评曰："'恶寒，脉微而复利，利止，亡血也'，该案'无汗'，是阳虚津亏不能作汗，与四逆加人参汤证之'利止'因于亡血机制相同。"

理中丸、理中汤

◎霍乱，头痛发热，身疼痛，热多欲饮水者，五苓散主之；寒多不用水者，理中丸主之。[402]（386）

此条讲湿霍乱和寒霍乱的不同治法，以欲饮水和不欲饮水为辨证依据。与此类似，"伤寒，汗出而渴者，五苓散主之；不渴者，茯苓甘草汤主之"一条是讲停饮证，亦以渴与不渴区分证治。

气化不利，或水热胶结，致渴欲饮水而饮不解渴，是五苓散使用指征之一。

◎大病瘥后，喜唾，久不了了，胸上有寒，当以丸药温之，宜理中丸。[412]（396）

人参　干姜　甘草炙　白术各三两

上四味，捣筛，蜜和为丸，如鸡子黄许大。以沸汤数合，和一丸，研碎，温服之，日三四，夜二服。腹中未热，益至三四丸，然不及汤。汤法，以四物依两数切，用水八升，煮取三升，去滓，温服一升，日三服。若脐上筑者，肾气动也，去术，加桂四两；吐多者，去术，加生姜三两；下多者，还用术；悸者，加茯苓二两；渴欲得水者，加术，足前成四两半；腹中痛者，加人参，足前成四两半；寒者，加干姜，足前成四两半；腹满者，去术，加附子一枚。服汤后如食顷，饮热粥一升许，微自温，勿发揭衣被。

【方后注解】

1. **煎服法**　理中丸取如鸡子黄大，加沸汤研碎后温服。

2. **"日三四，夜二服"**　对霍乱这种病势急迫之证，若用丸剂，需要增加服药频次。服丸有效指征是腹中热或腹中畏寒减轻，若不效，可加量。若用于大病瘥后喜唾，日三服即可。

3. **"然不及汤"**　丸剂分量不及汤法，效果亦不及，故用汤剂服药次数可减为日三服。引申来看，现代中成药制作工艺提高，使用方便，然效果往往不如汤剂。但也有少数成药品种功效尚可，附子理中丸即其一也。

4."**汤法**" 煎服略同桂枝汤，药后亦需温覆热粥，助药力补益脾胃阳气，使之恢复斡旋升降之功，以平定挥霍缭乱之吐利。

【**主治方义**】

（1）用于中焦虚寒，寒湿内盛之霍乱证。

（2）用于肺脾虚寒，津液不摄之喜唾证。见〔412〕（396）条。

（3）用于中焦阳虚之胸痹。见（九·5）条"胸痹，心中痞，留气结在胸，胸满，胁下逆抢心"。

【**类证辨析**】

本方证与大建中汤证、吴茱萸汤证相近，均有脾胃阳虚之腹痛、呕吐、畏寒怕冷等症。但本方证尚有寒湿内盛之下利、多唾、胸痹等，故方中用干姜、白术相伍，温中健脾燥湿；而大建中汤证则偏于阴寒内盛，以腹痛为主，且痛势剧烈，因此用干姜、蜀椒配伍温中祛寒；吴茱萸汤证则是肝胃同病，虽然表现有呕吐、下利，但兼有头痛、胸满等寒气冲逆见症，脉沉弦或弦迟等，因此重用吴茱萸温胃暖肝。

【**临床应用**】

（一）古代应用

1. 理中丸（《赤水玄珠》） 用本方治小儿吐泻后，脾胃虚弱，四肢渐冷，或面有浮气、四肢虚肿、目合不开。《三因极一病证方论》用本方治伤胃吐血，以其功在理中、分利阴阳、安定血脉。

2. 连理汤（《症因脉治》） 即本方加黄连。治感寒发热、呕吐酸水、脉弦迟者。《张氏医通》亦有该方，多茯苓，治内伤生冷，外感暑热，上热下寒，上见呕吐酸苦，下有自利清稀者。

3. 理苓汤（《张氏医通》） 即本方合五苓散。治胃虚食滞，喘胀浮肿、小便不利。

4. 理中化痰丸（《明医杂著》） 即本方加茯苓、半夏。治脾胃虚寒，痰涎内停，呕吐少食，或大便不实，饮食难化，咳吐痰涎。

5. 枳实理中丸（《太平惠民和剂局方》） 即本方加茯苓、枳实。能理中焦、除痞满、逐痰饮、止腹痛，治"伤寒结胸欲绝，心膈高起，实满作痛，手不得近"。

（二）现代应用

1. 消化系统疾病 如慢性胃炎、消化性溃疡病、慢性溃疡性结肠炎、肠易激综合征等。

2. 呼吸系统疾病 如咳嗽、气喘等属脾肺两虚，宜培土生金者。

3. 心血管系统疾病 如胸痹（冠心病）等。

4. 贫血、出血性疾病 属中虚夹寒，脾不统血者。

5. 慢性消耗性疾病、免疫低下 如艾滋病等。

【应用要点】

1. 抓病机

本方证以中焦阳虚，寒湿内盛为其主要病机。

2. 抓主证

有学者统计了 380 例理中汤验案，出现最多的症状依次为：食不下、下利、呕吐、腹痛、腹满，与太阴病提纲证略同。舌象以舌淡、苔白为主；脉象以沉细为多，其余依次为迟、弱、缓。[②]

3. 辨证要点

（1）中焦阳虚表现：腹满、时腹自痛、食不下、四肢欠温、畏寒喜暖、口不渴或口干而不思饮、神疲体倦、面色无华、舌质淡。

（2）寒湿内盛见症：呕吐、多唾、下利、心下痞硬等。一般病程较长，患者处于祛邪无力状态。

【体会】

笔者用理中汤甚多，最常用于脾肺虚寒。凡有脾虚见症，如腹满或痛、畏寒喜暖、大便溏薄、乏力身倦、神疲少气、懒言声怯、舌淡而胖、苔白、脉缓或按之无力，皆在考虑。

脾虚易为肝乘，肝脾不和之下利多予痛泻要方或四逆散合方，痞硬加枳实（合枳术汤），脐痛加葫芦巴。呕血、便血（消化道出血）属中焦虚寒，脾不统血者，改用炮姜，加灶心土、白及粉。笔者曾救治数例上消化道出血患者，皆以理中汤合黄土汤加减止之。

若慢性咳喘，痰涎稀白、纳呆便溏，加半夏、五味子。理中汤内寓甘草干姜汤，可用治肺痿，肺中冷、吐涎沫。

医案 75——下利案

余女，73 岁，2018 年 1 月 18 日就诊。

初诊：患者反复下利 20 年，晨起即便，日数次，或伴腹痛。气短，头晕，不欲食，易急躁。脉弦，舌苔薄白。

［辨证］肝脾不和。

［方药］理中汤合痛泻要方。

党参 9 克、干姜 6 克、白术 9 克、炙甘草 6 克、防风 9 克、炒白芍 9 克、陈皮炭 12 克、乌梅 9 克、黄连 6 克，14 剂。

二诊（2 月 14 日）：甫服一服，腹鸣，心中懊侬片刻，次日大便即正常，但觉头晕、汗出、心慌，休息片刻自行缓解。继续服药未再出现反应。脉弦，苔白。

续用上方。

医案 76——脐冷下利口苦案

李男，60 岁，2013 年 12 月 18 日就诊。

初诊：患者胃脘不舒、大便烂、畏冷食、脐冷、易急躁、口苦。脉弦、舌淡、苔白。

［辨证］脾寒胆热。

［治法］温脾清胆。

［方药］理中汤加味。

党参 12 克、白术 12 克、干姜 12 克、炙甘草 6 克、胡芦巴 12 克、柴胡 15 克、胆草 6 克，7 剂。

二诊（2014 年 4 月 22 日）：患者告知原证服上方即愈。近又口苦、烦躁、便稀。

［辨证］前以脾寒为重，今以胆热偏盛。

［方药］改用柴胡桂枝干姜汤。

柴胡 15 克、黄芩 6 克、桂枝 9 克、干姜 6 克、天花粉 12 克、煅牡蛎 15 克、甘草 6 克，7 剂。

医案 77——便血案

王翁，84 岁，2010 年 3 月 23 日就诊。

初诊：患者半月前中风，近 2 天出现便血，初为黑便，后为较新鲜血便，用多种止血药包括云南白药无效，虽经输血，血红蛋白仍不足 6 克。体瘦、面色枯白、两手躁扰；脉浮取弦细，稍按即空；舌淡白苔薄；尺肤苍白干枯无泽，稍欠温。

［辨证］脾阳虚衰，血液失统。

［方药］人参 10 克、炮姜 12 克、焦白术 12 克、炙甘草 6 克、白及粉 10

克（冲），2剂。

二诊（3月24日16：00）：昨晚服半剂，一夜泄10次，至清晨，已转为褐色稀便。躁扰略平，入睡。今白天未再排便。脉细，稍任按。呼之可张口示舌。

［方药］继用上方，加山药30克、阿胶珠10克，6剂。

3月25日9：00：今晨排便1次，无血，脉细，脉力较昨日又有好转。

善后

◎吐利发汗，脉平，小烦者，以新虚不胜谷气故也。［407］（391）

"脉平"，欲愈之象。

霍乱者，"乱于肠胃"，为太阴病，易伤胃气。病初愈，胃气亦需逐渐恢复，应注意食饮有节，防止"新虚不胜谷气"之小烦，甚至食复，故以此条衔接下篇"瘥后劳复"。

疾病的善后调理，如《素问·五常政大论》所云，"化不可代，时不可违。夫经络以通，血气以从，复其不足，与众齐同，养之和之，静以待时，谨守其气，无使倾移，其形乃彰，生气以长"。因此，病去而身体尚未复元之人，应通过调养使身体保持经络气血畅达，逐渐生长正气，不能以主观愿望代替这一客观过程。

参考文献

①吕志杰. 海南医论医案选集［M］. 北京：中国医药科技出版社，2019.

②关庆增.《伤寒论》方证证治准绳［M］. 大连：大连出版社，1998.

第十章　辨阴阳易瘥后劳复病脉证并治

方药证治

烧裈散

◎伤寒阴易之为病，其人身体重，少气，少腹里急，或引阴中拘挛，热上冲胸，头重不欲举，眼中生花，膝胫拘急者，烧裈散主之。［408］（392）

"阴易"，本篇题目、《金匮玉函经》《注解伤寒论》俱作"阴阳易"，当从之。

《伤寒溯源集》载："此方当为导引之药，其余当随其脉症之阴阳寒热，治之可也。如王海藏之脉在厥阴，当以当归四逆汤下烧裈散；在少阴，当以通脉四逆汤下烧裈散；在太阴，当以理中丸同下烧裈散。所用之药，各随其经而效自速也。"

何复东[①]报道以烧裈散治疗新感劳复患者3人，病起新感初愈，强行房事后，其症见面色苍白、汗出多、肢体酸楚、少腹拘急、头昏项软、眼内生花等，用本方治疗有效。

据李翰卿[②]归纳，本方证主证有三：其一是头重不欲举；其二是少腹拘急；其三是全身乏力，倦怠少气。

枳实栀子豉汤

◎大病瘥后劳复者，枳实栀子豉汤主之。［409］（393）

枳实三枚，炙　栀子十四个，擘　豉一升，绵裹

上三味，以清浆水七升，空煮取四升，内枳实、栀子，煮取二升，下豉，更煮五六沸，去滓。温分再服，覆令微似汗。若有宿食者，内大黄如博棋子五六枚，服之愈。

本方用于劳复，或兼宿食，或食复者。

王丙《伤寒论注》载："枳实入脾，宣中焦之气；栀子入心，降上焦之火；香豉入肾，升下焦之液。妙在空煮酢浆，使酸味先入厥阴，而后三物从之以达三焦，则阴阳调和，水火交济而汗自出矣。有宿食加大黄，欲其急下也。浆水，古人煮以解渴者，以炊米渍，经三宿，令水微酸。"

梁华龙[③]认为清浆水是经发酵后的绿豆浆，来源于南阳饮食"浆面条"，具有"调中宣气，通关开胃，解烦渴，化滞物"的作用。

瘥后发热

◎伤寒瘥以后，更发热，小柴胡汤主之。脉浮者，以汗解之；脉沉实者，以下解之。[410]（394）

瘥后，气血未复，略同于"血弱气尽"。故瘥后发热，用小柴胡汤恰为对症。另据病位表里择汗下之法。

牡蛎泽泻散

◎大病瘥后，从腰以下有水气者，牡蛎泽泻散主之。[411]（395）

牡蛎熬　泽泻　蜀漆暖水洗，去腥　葶苈子熬　商陆根熬　海藻洗，去咸　栝楼根各等分

上七味，异捣，下筛为散，更于臼中治之，白饮和服方寸匕，日三服。小便利，止后服。

大病瘥后，用商陆和葶苈子等逐水、泻肺中痰饮药须慎重。

笔者经验，凡病兼见腰以下有水气者，常于方中加用牡蛎、泽泻、栝楼根，系取本方为用。

竹叶石膏汤

◎伤寒解后，虚羸少气，气逆欲吐，竹叶石膏汤主之。[413]（397）

竹叶二把　石膏一斤　半夏半升，洗　麦门冬一升，去心　人参二两　甘草二两，炙　粳米半升

上七味，以水一斗，煮取六升，去滓，内粳米，煮米熟，汤成去米，温服一升，日三服。

《辅行诀脏腑用药法要》大白虎汤即竹叶石膏汤去人参加生姜，"治天行热病，心中烦热，时自汗出，舌干，渴欲饮水，时呷嗽不已，久久不解方"。

【类证辨析】

本方与白虎加人参汤药味相近。白虎加人参汤证的病机为阳明气分大热，虽有气阴两伤，仍以热盛为主，因知母清热之力胜于麦冬，故用知母而不用麦冬。本方证乃大病之后，虚羸少气而余热未尽，治以扶正为要，麦冬滋阴之力胜于知母，故本方用麦冬以养阴扶正。

本方证亦与麦门冬汤证病机相似，均属气阴不足。但麦门冬汤证偏于肺阴虚，故重用麦门冬养肺阴；本方证偏于脾胃阴虚，又有余热未清，故在麦门冬汤中去大枣，加竹叶、生石膏。

【临床应用】

本方可用于治疗慢性感染发热、癌性发热、暑温高热、不明原因发热等；临床亦可用于治疗小儿夏季热、小儿肺炎、夏季厌食、呕吐等儿科病；还可用于治疗牙痛、口腔溃疡等疾患。

医案 78——烧伤后发热案

迟男，50 岁。住烧伤科。

[病史] 患者因全身多处烧伤入院，已行多次手术，仍有残余创面，部分创面分泌物较多。近几天出现反复发热，体温最高 39℃，心率 120~150 次/分。于 2019 年 5 月 22 日邀请会诊。

初诊：患者往来寒热已数日，饮食可，二便如常。脉浮数，舌质偏红，苔少。

[辨证] 烧伤后气阴俱虚，散热功能受损。证属气阴不足，枢机不利。

[治法] 燮理枢机，养阴益气清热。

[方药] 小柴胡汤合竹叶石膏汤。

麦冬 30 克、党参 12 克、石膏 60 克、炙甘草 6 克、竹叶 9 克、柴胡 12 克、黄芩 9 克、知母 12 克、生地 30 克、山药 15 克，7 剂。

二诊（5 月 29 日）：患者热退，饮食可，但大便偏稀，另诉乏力。脉浮数，舌苔白。

[方药] 前方去柴胡、黄芩、生地，加白术、茯苓。

麦冬 15 克、党参 12 克、石膏 30 克、炙甘草 6 克、白术 12 克、知母 9 克、葛根 15 克、山药 15 克、茯苓 15 克，14 剂。

患者药后精神、体力恢复良好。

【应用要点】

1. 抓病机

本方证以气阴两伤，余热未清为其主要病机，可见于外感热病后期，或大病瘥后余热未尽，气阴未复者。

2. 抓主证

本方证常见身热、多汗、虚羸少气、心胸烦闷、口渴、气逆欲呕、虚烦不得眠、便难溲赤、脉虚数、舌干少苔等。

损谷则愈

◎病人脉已解，而日暮微烦，以病新瘥，人强与谷，脾胃气尚弱，不能消谷，故令微烦，损谷则愈。[414]（398）

本条与霍乱篇最后一条前后呼应，说明大病愈后应注意饮食问题，具有普遍意义。

《伤寒论》为辨治热病之书，于六经病末提出"损谷则愈"一法殿后，恐别有深意。

医案79——湿热食复案

患者，12岁。

[病史]患儿因发热咽痛于1993年12月6日入住儿科，诊为化脓性扁桃腺炎、肺炎。后出现高热不退、阵发性胸闷憋喘，伴面色青紫。结合各项检查，考虑并发心肌炎，心衰Ⅲ级。经对症治疗数日，病无起色，于12月10日邀笔者紧急会诊。

初诊：患儿发热9天，午后热甚，不恶寒，咳嗽，胸闷气短，乏力明显，稍动则喘促汗出，口干不欲饮，不思食，精神委顿，面垢，舌苔厚而浊腻，脉数，轻取则濡，重按则弦。

[辨证]上中二焦湿热弥漫，心气有暴虚之忧。

[方药]三仁汤加减。

杏仁12克、白蔻10克、生薏苡仁30克、厚朴10克、半夏12克、滑石30克、竹叶12克、菖蒲10克、茯苓15克、连翘15克、浙贝10克、藿香12克、佩兰12克、芦根20克。2剂，水煎少量频服。

二诊：药后患儿体温降至37℃左右，舌苔仍厚腻。

[辨证]湿热固结较甚。

［方药］改用达原饮合升降散加减。

三诊：又 2 剂，体温降至 37℃以下，精神好转，汗出减少，略有食欲，活动仍感气短，舌苔明显变薄，仅舌尖及舌根部呈薄黄腻苔，脉缓。

［辨证］邪气已去大半而心气不足。

［方药］改用生脉散合苓桂术甘汤，加入连翘、菖蒲、藿香、佩兰等味，共服 7 剂。

在此期间，复查 X 线示左肺片影消失，心影缩小，心胸比例恢复正常。超声心动图示室壁运动恢复正常，左心功能未见异常。

四诊：体温又渐增高至 38℃左右，最高达 38.6℃，舌苔转厚。

［辨证］虽心衰纠正，但余热复炽，原因有二：其一是患儿体胖，平素喜厚味，值心衰纠正，食欲初开，便多索肉食，属热病瘥后食复；其二恐与过早补益有关。

［方药］仍用初诊之方 4 剂，并嘱其节制饮食，暂免厚味，以防因食复而余烬复燃。

服药次日，体温即降至正常。后又以竹叶石膏汤加减数剂善后。出院时，各项检查均恢复正常，随访 2 个月未复发。

此例教训在于取得初步效果后，因虑其心衰，改用补益，但未虑及会出现食复，没有提醒患儿节制饮食。好在纠正及时，未酿成大错，应引以为戒。

参考文献

①何复东. 烧裈散验案三例［J］. 陕西中医学院学报，1983（1）：36-37.

②王象礼，赵通理. 百名中医临床家丛书——李翰卿［M］. 北京：中国中医药出版社，2001.

③梁华龙. 伤寒论钩沉与正误［M］. 北京：中国中医药出版社，2016.

附

师恩如山

1981年，我有幸考取了刘渡舟老师伤寒学专业的研究生。报到后才得知，当年北京中医学院约200名考生报考研究生，仅有我和庆国师兄被录取，且恰巧是同一专业。研究生办崔洪博主任带我们去见导师，第一印象老师是一位既慈祥又严肃的长者，见面表示欢迎之后，随即就指出我们的专业成绩并不突出，激励我们知不足以奋进。为便于指导，专门将与老师办公室毗邻的308房间设为我俩的教室。还成立了由老师主导，傅世垣、聂惠民老师参与的教学指导小组。

循序渐进

第一学期专业课是听老师为研究生班讲课的录音。该课程以《注解伤寒论》为蓝本，以经注论，有些条文也参考一些医家的注解。特别珍贵的是老师的见解和经验，对系统学习《伤寒论》十分有帮助。此外，老师要求我们背诵《伤寒论》条文，起码有方的条文要熟练背诵，还要背诵《长沙方歌括》《伤寒心法要诀》。第二学年，老师安排我们开始系统学习几位伤寒注家的作品——《伤寒来苏集》《伤寒贯珠集》《伤寒溯源集》，要求我们做学习笔记。其他课程也安排了最强的师资力量，如《黄帝内经》是程士德、王洪图老师，医古文是周笃文、钱超尘老师，日语是黄启助老师……老师们隔着一张桌子面对面给我俩上课，真是空前绝后的待遇。

在理论学习的同时，每周还有3个半天的临床带教。老师边诊病，边不时向我们提问，这证怎样辨、当用何方、方剂组成剂量如何，根据回答是否合适不时点拨我们，"逼"得我们不得不多下功夫。老师是全国人大代表，有时有开会或其他事务，但门诊不能停，就让我们代诊。记得有一位老者，心烦不寐、卧起不安，我结合舌脉辨为痰热扰神，用了柴芩温胆汤。几天后患者告知，服药无效。老师重新诊过患者，指出辨证基本可以，但处方还需斟酌。老师辨为肝胆热盛且痰热凝结，于原方中加入瓜蒌（有小陷胸之意）、羚羊角粉。再诊时，患者喜形于色，告知1剂即效，覆杯而卧，真是"神仙一把抓"。除经方外,老师对各家时方、温病学派也非常熟悉,尤其是《医宗金鉴》的方子,信手拈来。如老师治疗湿热痹,常用当归拈痛汤、加味苍柏散、加减木防己汤等。这也督促着我们博采众方。

读博期间,我和庆国经聂惠民老师安排,去北京图书馆(现国家图书馆)柏林寺线装书库和中医研究院图书馆等处,系统查阅、摘抄了五六十种清以前的伤寒类原版或善本书,使我们对伤寒流派传承有了较深入的了解,并采撷有代表性的各家观点汇集成《伤寒论集解》一书(学苑出版社 2001 年出版)。

老师教我写文章

老师非常鼓励学生钻研学术。当时有学者提出"六经非经""提纲非纲"等观点,老师支持我对"提纲非纲"论展开争鸣。但文章写成后,老师认为并未把问题谈清楚,力度也不够,费了很多心血多次修改,但仍不满意,最后另起炉灶撰写了"《伤寒论》之提纲辨"一文。发表时老师特意把我的名字加在后面,我觉得这是对学生的莫大鼓励和提携。我的硕士论文《论阴阳自和必自愈》,也是经过老师反复审改,最后得到老师"反正推求,缠细入微"的肯定。老师的批改墨迹,学生珍藏至今。

敦敏如师

老师既是诲人不倦的良师,也是教学生待人接物的忠厚长者。我们亲身感受,虽然老师功成名就,但仍勤于思考,不断研习、创新。我们在读期间,老师就陆续撰写、发表了"论《伤寒论》条文组织排列的意义""《伤寒论》的气化学说"等文章。我觉得相对简单些的桂枝汤证,老师也能从加减变化入手讲得头头是道。记得有一天,老师问我和庆国师兄,《伤寒论》讲究阴阳对待,那么和苓桂术甘汤相对待的是什么方呢?见我们思索不出,又启发道,"有没有苓芍术甘汤呢?"我俩再次开动脑筋搜索,仍不得其解。老师才说,"那不就是桂枝去桂加茯苓白术汤吗!"我们这才恍然大悟。《伤寒论》一书,文字不多,只会背诵远远不够,还要努力钻研,善于领悟,勤于实践。我以为,老师实在当得起敦敏二字。

支持学生创新

我和庆国是全国第一批伤寒学专业博士生,选题时,没有经验可借鉴。老师据《伤寒论》以"辨……病脉证并治"名篇,让我和庆国分别从脉、证选题。我选的是证,老师启发我可以参考《伤寒明理论》,"成无己研究了 50

个证，你可不可以做得更加全面系统一些？"经过认真考虑，我觉得这样做在"质"上不会有太多提高。当时受钱学森"建立唯象中医学"的启发，为了较客观地找出证的规律，打算借鉴现代统计学的理论方法。这一思路得到当时北京医学院生物统计学教研室方积乾教授的支持。老师仔细听取了我的想法，虽然对这种跨学科的研究了解不多，但还是支持我去尝试，并通过学院聘请方积乾老师做指导老师。经过我不懈的学习和努力，最终完成了博士论文《运用多元分析方法对柴胡类方证的研究》，并得到"运用现代科学的严格推理，再现了传统中医学的辨证本色"的评价，也算是没有辜负老师的信任和鼓励。

毕业后，转请钱学森先生过目我的论文，钱老亲笔回信鼓励我把研究"深入下去"。

师生情谊

老师和师母在生活上也对学生们关爱有加，逢年节还把学生们招呼到家里聚餐。有时去老师家里说完学习上的事后，也会陪老师下几盘象棋、聊会儿天。年底教研室开茶话会时，师生们都会出几个节目，真是其乐融融。

老师也讲究"面子"。一次老师作为全国人大代表团成员出访澳大利亚，团长是全国人大副委员长班禅额尔德尼·确吉坚赞。我去送行时，老师特地嘱咐我"把军装穿上，精神点儿"。那次是在人民大会堂举行送行仪式，我挺起腰板向十世班禅一行敬礼，还握了手。

老师的学生很多，师兄弟们互相帮助，关系融洽，这与老师的言传身教是分不开的。现在庆国师兄担纲建立了"燕京刘氏伤寒流派传承工作室"，学生们在这个平台上可以更好地继承、发扬老师的学术经验。

心愿

在随师学习之前，我虽知道《伤寒论》的重要并反复学习，但始终不得要领，是老师的循循善诱、悉心教导，让我逐渐升堂入室。我今天不但在临床上能较熟练的运用经方，还尝试将《黄帝内经》《伤寒论》等经典著作的理论和方法融会贯通、举一反三，用来解决一些复杂问题，特别是在辨治热病、急重症方面，取得一些成绩。师恩绵绵，没齿难忘，在感念恩师的同时，我的心愿就是不辜负老师的培养，做一名好中医。

高飞（1981级硕士，1984级博士）
——《刘渡舟百年诞辰纪念文集》2017

条文索引

续表　　　　　　　　续表

伤寒目悟

条文索引

221

伤寒心悟

条文序号		页码
宋327	成341	190
宋330	成344	191
宋332	成346	191
宋333	成347	191
宋335	成349	192
宋337	成351	192
宋338	成352	192
宋349	成363	195
宋350	成364	195
宋351	成365	195
宋352	成366	196
宋356	成370	199
宋358	成372	200
宋359	成373	200
宋362	成377	201
宋364	成379	201
宋368	成383	201
宋371	成386	202

条文序号		页码
宋372	成387	201
宋376	成391	202
宋379	成394	202
宋381	成396	202
霍乱		
宋382	成397	204
宋385	成401	204
宋386	成402	205
宋391	成407	209
瘥后		
宋392	成408	210
宋393	成409	210
宋394	成410	211
宋395	成411	211
宋396	成412	205
宋397	成413	211
宋398	成414	213